DE

L'ABLATION DIRECTE DES ANNEXES

PAR LA VOIE VAGINALE

PAR

LE DR Michel CHATELUS

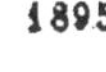

LYON

A. REY, IMPRIMEUR DE LA FACULTÉ DE MÉDECINE

4, RUE GENTIL, 4

1895

DE

L'ABLATION DIRECTE DES ANNEXES

PAR LA VOIE VAGINALE

DE

L'ABLATION DIRECTE DES ANNEXES

PAR LA VOIE VAGINALE

PAR

LE DR MICHEL CHATELUS

LYON

A. REY, IMPRIMEUR DE LA FACULTÉ DE MÉDECINE

4, RUE GENTIL, 4

—

1893

INTRODUCTION

Le traitement des suppurations pelviennes en général et
des salpyngites suppurées en particulier a passé par des
phases bien différentes. Tandis qu'au déb.. le traitement
médical était presque seul de mise, on vit un peu plus
tard les chirurgiens s'attaquer à ces abcès, soit par la voie
vaginale, soit par la voie abdominale supérieure, mais en
se laissant guider par le pus qui avait tendance à sortir
au dehors.

Un peu plus tard on n'attendit plus que le pus vint
presque faire saillie à l'extérieur, on alla le chercher
avec le trocart, quelquefois avec le bistouri au niveau du
point où il était collecté, mais alors sans méthode et
sans indication particulière.

Le professeur Laroyenne, un des premiers, a proposé une
méthode qui lui est personnelle en raison de la générali-

sation qu'il lui a donnée et de la précision des différents temps opératoires qu'il a décrits ou fait décrire par ses élèves. Nous voulons parler de la ponction, du débridement et du maintien à l'état de béance par une éponge de l'ouverture du cul-de-sac postérieur.

Un peu plus tard, sous l'influence des succès donnés par la laparotomie, toute une école prétendit traiter les suppurations pelviennes par la voie haute en y joignant l'ablation des annexes. Les premiers partisans de la voie vaginale avaient fait pendant ce temps des adeptes qui modifièrent encore la méthode pour la rendre plus radicale. Nous voulons parler de la méthode Péan-Segond qui, pour assurer un vaste drainage, enlèvent d'un seul coup et l'utérus et les annexes.

M. le professeur Laroyenne, tout en restant fidèle à sa première méthode, s'est efforcé de la compléter en pratiquant l'ablation des annexes lorsque celles-ci sont enkystées dans un foyer de pelvi-péritonite.

Dans ces derniers temps, l'ablation des annexes suppurées ou non, par la voie vaginale, tend à s'ériger en méthode, et dans ce travail nous voudrions démontrer que, si dans un certain nombre de cas, une suppuration étendue et diffuse légitime parfaitement la méthode de la castration complète utéro-ovarienne, il en est un grand nombre dans lesquels on est suffisamment radical en enlevant la ou les trompes malades sans intéresser l'utérus et même en laissant indemne un ovaire à peine atteint.

Les femmes ayant subi cette opération pour une lésion double sont sans doute stériles, mais on voit persister chez elles la fonction menstruelle, ce qui, on nous l'accordera, n'est pas sans importance surtout s'il s'agit d'une femme jeune.

Nous nous efforcerons de montrer dans ce travail que la salpingectomie vaginale est une opération relativement simple, facile, efficace et même conservatrice, puisqu'elle laisse à la femme ses fonctions menstruelles.

Avant de commencer ce travail, qu'il nous soit permis de remercier M. le professeur Laroyenne qui nous fait l'honneur d'accepter la présidence de notre thèse et que des considérations personnelles assurent de notre gratitude la plus absolue.

Que M. le professeur agrégé Condamin, qui a bien voulu nous confier le soin de vulgariser une méthode nouvelle et propre à l'école lyonnaise reçoive nos remercîments pour la bienveillance continuelle dont il nous a entouré depuis le commencement de nos études médi-cales.

Il nous est doux de rappeler la sollicitude qu'a apportée M. le Professeur agrégé Vinay pour nous faire comprendre et aimer la médecine.

Que notre ami le Dr Montange, premier inspirateur de

notre vocation médicale, soit persuadé de notre affectueux souvenir.

Merci enfin à notre ami Vincent qui a mis à notre disposition sa connaissance des langues étrangères pour nous aider dans la recherche des documents qui nous étaient nécessaires.

DE
L'ABLATION DIRECTE DES ANNEXES
PAR LA VOIE VAGINALE

CHAPITRE PREMIER

Historique.

Nous nous proposons dans cet historique de rapporter quelles sont les opinions des différents chirurgiens sur l'ablation des annexes saines ou pathologiques par la voie vaginale.

En 1859 Atlée, d'après Bonnecaze, après avoir ouvert une collection du cul-de-sac postérieur par la voie vaginale, fut conduit à enlever l'ovaire envahi par un kyste dermoïde suppuré. Le succès couronna sa tentative. C'est là, croyons-nous, le premier cas d'ovariotomie vaginale.

En1869, Battey enlève par la même voie un kyste de l'ovaire de la grosseur d'une orange, mais ce n'était là qu'un fait accidentel et ce n'est que plus tard que ce chirurgien choisit de parti délibéré la voie vaginale comme voie d'intervention.

Gaillard Thomas [1] en 1870, après s'être exercé sur le cadavre, entreprend cette opération pour une tumeur du volume d'une grosse pomme mobile dans le repli de Douglas. Après une paramétrite de quelques jours, la malade guérit. Une autre tentative du même chirurgien fut moins heureuse. Le rectum fut blessé et la malade succomba trois jours après.

Gilmore [2] en 1873 enleva heureusement une tumeur de la trompe ayant le volume d'une orange. Le pédicule fut lié et suturé par trois fils avec la paroi vaginale.

Davis [3] en 1876 enleva par le vagin et avec succès une tumeur pesant 9 livres. On avait dû rompre avec la main quelques adhérences.

Dans un cas de Clifton Wing [4] le diagnostic hésitait entre une hématocèle et une tumeur ovarienne. La tumeur qui s'insérait par un large pédicule fut énucléée du ligament large et la guérison fut prompte. Goodell [5] enleva après ponction une poche contenant 4 litres de pus.

Jusqu'à présent nous avons vu des cas isolés d'intervention sur l'utérus et ses annexes. A cette époque Battey fit connaitre l'opération qui porte son nom. Pour lui, il faut intervenir de la façon la plus large possible : enlever les deux ovaires quand un seul est malade, faire la castration dans les troubles nerveux, enlever même l'utérus si l'inflammation est arrivée jusqu'à lui.

---

[1] Gaillard Thomas, *Americ. Journ. of medec.*, avril 1870.

[2] Gilmore, *New-Orleans med. and surg. Journ*, 1873.

[3] Davis, *Boston med. and surg. Journal*, 2 nov. 1876.

[4] Clifton Wing, *Americ. Gynœk. Society*, 1877.

[5] Goodell, *Die Krankheiten Ovarien*.

Nous trouvons en effet un rapport où l'auteur cite neuf cas d'ablation d'ovaire simple ou double. Les secondes lui ont toujours donné un résultat immédiat ; quant aux premières, le chirurgien a été obligé de faire une seconde opération pour enlever l'ovaire restant qui, après quelques semaines, devenait la source de nouvelles douleurs.

Nous trouvons encore dans le journal de gynécologie Battey[1]. « Je rapporte un cas où j'ai enlevé les ovaires en pleine activité fonctionnelle, à une jeune femme dont la santé était menacée par un molimen excessif. Le résultat a été : une disparition des phénomènes nerveux et une guérison des inflammations du bassin : abcès et hématocèle. J'ai obtenu non seulement une suppression des métrorragies, mais encore des pertes menstruelles. Ces dernières ont été remplacées par de véritables hémorragies utérines survenant à des intervalles de trois à six mois et durant de deux à cinq semaines. »

Voici d'ailleurs le résumé que Battey fait lui-même de la question à la fin de l'article précédent : « Si grande est la sainteté attachée aux fonctions de l'ovaire, aussi bien au point de vue de la santé qu'au point de vue de la reproduction, que j'estime ne devoir livrer aucun de ces organes au bistouri du chirurgien, tant que tous les autres moyens n'auront pas été reconnus inutiles. Néanmoins, je dois avouer que, dans aucun des cas où je n'ai enlevé qu'un ovaire, le résultat a été satisfaisant. Lorsque je considère les difficultés d'une seconde opération et la tendance qu'éprouve le deuxième ovaire à tomber en pro-

---

[1] Battey, *Trans. of. Amer. Gynec. Society*, 1876.

lapsus, je crois avantageux de faire d'emblée une opération plus complète. »

Nous venons de donner l'opinion nettement formulée d'un maître, et l'opération de Battey a trouvé des défenseurs, bien que la plupart de ses partisans se montrent moins entiers que lui et semblent enclins à plus de modération.

Si nous laissons de côté ce qu'il peut y avoir d'exagéré dans l'opération du grand chirurgien américain, une chose reste acquise, c'est que l'intervention par la voie vaginale a maintenant force de loi et a donné entre les mains de son pronateur d'excellents résultats.

Acceptée par les uns, repoussée par les autres, la plupart des chirurgiens sont arrives à lui reconnaître certains avantages et avouent qu'elle peut rendre des services tout en conservant la laparotomie.

Cette dernière méthode a d'ailleurs des défenseurs qui veulent exclure absolument l'intervention par la voie vaginale.

Lawson Tait[1] enlevait au moyen de la laparotomie les annexes incapables de remplir leur rôle physiologique, et il prétend même que, « lorsque les annexes d'un seul côté sont atteints, l'opération pour donner à la malade un bénéfice durable et complet, doit être bilatérale ».

Sims[2], après avoir énuméré un certain nombre de cas où une intervention active s'impose au chirurgien, dit que : « dans certains cas bien rares, une ponction vaginale peut suffire, mais la plupart du temps on doit recourir à l'ablation, et alors la laparotomie s'impose. »

[1] Lawson Tait, *Americ. journ. of Obstet.*, 1887.
[2] Sims, *British med. journal*, 1887.

— 13 —

Cornet [1], présentant les idées de son maître Lanne-longue, soutient l'opportunité de la laparotomie; pour lui, l'incision vaginale ne doit pas entrer dans la chirurgie courante. Il lui reproche d'être trop souvent empêchée, non seulement par le volume des organes, mais encore par leurs adhérences, d'ailleurs il ajoute : « Si nous avons parlé de la laparotomie vaginale, ce n'est pas que nous la considérions comme une bonne méthode. Les avantages qu'elle procure nous paraissent bien restreints, l'étroitesse du champ opératoire apportant de grandes difficultés dans l'intervention. »

Emmet [2] rapporte divers cas d'intervention, et pour lui, la supériorité de l'incision abdominale n'est pas douteuse.

Terrillon [3] cite un cas où il a employé l'incision abdominale : « Je l'ai employée avec succès pour une malade chez laquelle l'ovaire tombé dans le cul-de-sac était le point de départ d'une irritation très forte et très douloureuse, mais ce n'était pas une castration proprement dite, aussi je n'insiste pas. L'opération classique consiste à aller chercher les ovaires par la voie abdominale, c'est-à-dire faire la laparotomie. »

Kœberlé [4] parle de l'ovariotomie vaginale, mais lui reproche de donner au chirurgien une tendance à attaquer

[1] Cornet, *Du traitement intra-utérin et vaginal des salpyngites.* (Thèse de Bordeaux, 1891.)

[2] Emmet, *Princip and practice of Gynecologie.* Trad. Olivier.

[3] Terrillon, Ablat. des ovaires. (*Progrès médical*, mars 1888.)

[4] Kœberlé, *Dict. médecine et chirurgie.* Art. OVARIOTOMIE.

des ovaires, dont les lésions ne mériteraient pas une opération aussi radicale. Il s'élève d'ailleurs avec force contre
l'opération de Battey, car pour lui, elle est souvent inutile,
cause une mutilation toujours regrettable et peut même
amener la mort.

Spencer Wells parle de la laparotomie, mais passe
sous silence l'incision vaginale.

En opposition avec les auteurs dont nous venons de
citer les noms nous trouvons la plupart des chirurgiens
qui, reconnaissant aux deux méthodes des mérites spéciaux, les emploient tour à tour suivant les indications
venant de la maladie ou de la malade. Ces façons de faire
sont d'ailleurs absolument conformes à notre conduite, et,
tout en prônant l'incision vaginale, nous n'hésitons pas à
faire la laparotomie dans les cas où elle nous paraît présenter plus d'avantages.

Nous trouvons dans un article d'Engelmann [2] : « L'ablation des annexes pour amener la ménopause, supprimer
les inflammations douloureuses des ovaires ou arrêter
l'évolution des fibromes utérins, est une opération encore
bien incertaine à cause du petit nombre d'observations que
nous en avons. On rapporte bien quelques cas brillants
sans aucun reste de douleur. Les cas de mort sont rares,
d'ailleurs pas tous publiés. Il n'est pas agréable de rapporter ses erreurs, mais souvent nos erreurs sont plus
instructives que nos succès. Je puis donc avouer avoir eu
successivement trois cas de décès.

« La première opérée était affaiblie à un tel point que

[1] Spencer Wells, *Ablat. des ovaires*, 1882.
[2] Engelmann, *Amer. journ. of Obstet.*, juillet 1878.

j'avais bien peu de chances de succès, c'est d'ailleurs sur sa volonté expresse que j'ai fait l'opération.

« La deuxième mourut de péritonite sans fièvre ; la troisième succomba à une hémorragie consécutive quelque précaution qu'on ait prise pour l'empêcher.

« Je puis affirmer néanmoins que dans ces trois cas l'opération était non seulement permise, mais indiquée : cela prouve qu'on ne doit intervenir que dans des cas nettement déterminés que je vais essayer d'établir :

« 1° Pour amener la ménopause dans le cas de réflexes extrêmement douloureux provenant des ovaires et exaspérés par la menstruation.

« 2° Pour arrêter les hémorragies dues à une tumeur.

« 3° Lorsque les ovaires gravement atteints dans leur organisation même ne sont plus aptes à remplir leur rôle et sont la source de douleurs continuelles pouvant amener des troubles du système nerveux. »

Delbet [1], dans son *Traité des suppurations*, compare les deux méthodes, et s'applique à en montrer les avantages et les inconvénients : « Dans un vagin étroit, qui le reste malgré la traction des écarteurs, les manœuvres sont impossibles, l'opération n'est pas faisable. Donc chez les vierges et les femmes qui n'ont pas eu d'enfant, il faut renoncer à la laparotomie vaginale.

« On comprend que, s'il s'agit de tumeur solide, on ne puisse la faire passer par la boutonnière vaginale, mais la contre-indication persiste même s'il s'agit de tumeur liquide qu'on puisse ponctionner et réduire à rien. Elle

[1] Delbet, *Traité des suppurations pelviennes chez la femme*, 1891.

persiste, car ces tumeurs ont toujours une partie de leur surface située haut, inaccessible au regard. Or, si cette partie a contracté des adhérences avec l'épiploon ou l'intestin, on ne peut les détacher sans le concours de l'œil. Il faut, en un mot, que la tumeur ne soit pas située trop haut et devienne facilement accessible par le cul-de-sac de Douglas. »

J'arrive aux inconvénients : le premier reproche reposant sur la difficulté de l'antisepsie est maintenant réduit à néant, car nous savons aujourd'hui faire l'antisepsie du vagin.

« Tous les autres peuvent se résumer en ceci : Au lieu d'opérer à ciel ouvert on opère au fond du vagin où il est impossible de rien distinguer pendant qu'on agit. En outre, l'étroitesse du vagin gêne les manœuvres et l'opération doit se faire avec une seule main.

« Les avantages sont aussi nombreux au dire des partisans de la voie vaginale. Elle met à l'abri de l'éventration, mais il me semble que cet accident si grave est bien rare lorsque l'opération est faite d'une façon méthodique. On évite sûrement la vessie : c'est encore là un avantage de médiocre importance, car, dans les cas où la laparotomie vaginale est indiquée, il serait, pour ainsi dire, impossible d'atteindre la vessie en opérant par l'abdomen.

« On reconnaît encore à l'intervention vaginale le mérite de faciliter le drainage, mais nous ne sommes plus au temps où on considérait toute plaie péritonéale comme devant être drainée et cette méthode n'est plus employée que dans quelques cas particuliers.

« En résumé, le bilan n'est pas favorable à la laparotomie vaginale. D'un côté, nous trouvons des avantages problé-

matiques et des inconvénients réels. Il ne faut pas conclure
de là que la voie vaginale doive être absolument repoussée,
mais si j'excepte les cas d'ovaire prolabé nettement mobile
dans le cul-de-sac postérieur, j'aurai recours de préférence à la laparotomie abdominale J'éviterai ainsi de
m'exposer à des complications imprévues d'autant plus
redoutables qu'elles se présenteraient dans une région
plus difficilement accessible. »

Nous trouvons une opinion à peu près analogue dans
l'ouvrage de Goodell [1].

« Nous avons prôné l'ablation des ovaires par la voie
abdominale, mais lorsque la tumeur est derrière le ligament large dans le replis de Douglas le moyen le plus
inoffensif et le meilleur est d'intervenir par une incision
vaginale. Les succès qui ont suivi cette opération me permettent de penser qu'à l'avenir les kystes de l'ovaire
seront le plus souvent enlevés par cette voie. Plusieurs
cas ont déjà été publiés et je crois que tous ont eu un
résultat favorable. »

Baker [2] partage à peu près cette manière de voir :
« Les succès qui suivent maintenant l'ovariotomie rendent
de moins en moins nombreux les cas où l'opération par la
voie vaginale doit être préférée. Je les bornerai : 1° aux
cas où les kystes sont petits et où leur ablation peut être
effectuée sans difficulté et sans danger de septicémie
péritonéale par l'échappement de quelque liquide dans
cette cavité.

[1] Goodell. *Lessons in Gynecologie*, 1887.
[2] Baker. Vaginal ovariotomy. (*New-York medic. journ.*,
t. XXXV, p. 250-253, 1882).

« 2° Les kystes dermoïdes si petits qu'on peut les enlever par l'incision vaginale sans les évacuer.

« Enfin, dans les cas de kystes de l'ovaire nettement adhérents, je crois que la meilleure opération est le drainage par le vagin avec destruction consécutive par suppuration ou cautérisation. »

Si nous parcourons maintenant les ouvrages de Pozzi, nous voyons que ce chirurgien, après avoir violemment repoussé l'intervention par la voie vaginale se montre dans ses dernières publications moins absolu et reconnait que dans certains cas la voie vaginale peut présenter des avantages.

Dans la seconde édition du *Traité de Gynécologie* de Pozzi [1], nous trouvons en effet : « L'incision abdominale doit être la règle ; l'incision vaginale prônée surtout par Gaillard, Thomas, par Byford en Amérique et que Piqué a essayé de réhabiliter en France, bonne dans certains cas spéciaux, ne me parait offrir aucun avantage sérieux et présente de grands inconvénients quand survient la moindre complication opératoire. » Un peu plus loin; l'auteur nous dit pourtant que « l'incision vaginale trouve une véritable indication dans la castration que j'ai qualifiée d'analgésique pratiquée en l'absence de tumeur et quand on peut constater la procidence des annexes dans le cul-de-sac de Douglas, mais c'est un système déplorable quand pour un fibrome les annexes sont portées au-dessus du détroit supérieur.

« De plus, le danger d'hémorragie provenant d'un vaisseau dilaté des ligaments larges prend ici une importance

[1] Pozzi, *Traité de Gynécologie*, 1892.

particulière à cause de la profondeur à laquelle on opère.
L'incision vaginale n'offre donc guère d'avantages, on
pourra toutefois pratiquer la castration par cette voie
pour éviter une cicatrice apparente si les malades le dési--
rent et surtout si les ovaires prolabés sont facilement
accessibles. Car dans certains cas elle est préférable à la
laparotomie et met les malades dans d'excellentes conditions de guérison. »

A la fin du même ouvrage, Pozzi résume les raisons
qui militent pour et contre l'intervention vaginale et trace
la ligne de conduite que, selon lui, doivent suivre les
gynécologistes.

« Quelques chirurgiens ont récemment proposé de
substituer à la laparotomie la castration par la voie vaginale dans les lésions inflammatoires bilatérales des
annexes. Je crois, pour ma part qu'on s'est avancé beaucoup trop loin dans cette voie ; les avantages de cette
opération sont plus apparents que réels ainsi que je vais
essayer de l'exposer brièvement. »

« L'opération de l'hystérectomie est-elle moins grave
que l'ablation des annexes par la laparotomie ? Je n'in-
sisterai pas sur les difficultés opératoires propres à cha-
cune des deux opérations, dans une discussion aussi importante le raisonnement doit céder le pas à l'expérience
représentée par la statistique. Nous ne pouvons opposer
aux nombreuses séries de laparotomies que nous avons
énumérées plus haut que la statistique de P. Segond, la
seule importante publiée jusqu'ici. Or, d'après cette dernière, l'hystérectomie vaginale donne une mortalité de
12,5 pour 100, nous devons bien avouer qu'aucune statis-

tique de laparotomie pour lésions d'annexes ne présente une moyenne aussi élevée.

« L'hystérectomie, a-t-on encore soutenu, donne des résultats plus parfaits et plus durables. Les malades opérées d'après la méthode nouvelle le sont depuis trop peu de temps pour qu'il soit permis de se prononcer sur l'avenir.

« Le résultat serait préférable si dans tous les cas l'ablation des annexes complétait l'extirpation de l'utérus. Mais leur décortication est souvent impossible à travers le vagin encombré de pinces ; si on la tente quand même elle expose à des déchirures intestinales et à des hémorragies.

« Pour toutes ces raisons que je viens d'énumérer je repousse l'hystérectomie dans toutes les lésions énucléables des annexes : dans ces cas, la laparotomie me semble le procédé de choix. Je n'admets le nouveau procédé opératoire que dans les cas d'abcès pelviens qui, à tout prendre, sont assez rares. »

Dans les différents articles que nous venons d'énumérer, nous avons vu que l'intervention par la voie vaginale, tout en étant reconnue bonne dans certains cas, était assez vivement combattue. Un certain nombre d'auteurs la préconisaient au contraire et en faisaient pour ainsi dire leur opération. Péan[1], dès 1886, disait que, dans les métrites douloureuses qui s'accompagnent de ces états morbides décrits sous le nom de névralgies utéro-ovariennes, qui ont résisté à tous les moyens médicaux, la castration s'impose, souvent même elle n'est pas

---

[1] Péan, *Gaz. des Hôpitaux*, 1886.

suffisante et on doit recourir à l'ablation de l'utérus, mais on a toujours avantage à recourir à la voie vaginale moins dangereuse et plus facile que la laparotomie.

Dans les nouvelles publications de Péan[1], le grand chirurgien affirme encore avec plus d'autorité la supériorité de l'hystérectomie vaginale : « En tout cas, nous préférons recourir à la voie vaginale pour pratiquer l'hystérectomie totale plutôt que de recourir à une laparotomie dont les résultats sont toujours plus incertains. »

Byford[2] vante la supériorité de la voie vaginale : « On prétend que l'incision vaginale pour l'ablation des ovaires prolabés ou atteints de tumeurs diverses est une opération difficile qu'on ne peut mener à bout sans de grandes difficultés. D'après mon expérience, je suis forcé de conclure que dans les conditions normales cette opération est moins douteuse quant au résultat que l'incision abdominale. Sur 62 opérations, 27 pour hystérectomie simple et 35 avec ablation d'annexes je n'ai eu qu'un décès à la suite d'une hystérectomie.

« Cette opération si inoffensive devrait être préférée à la laparotomie quand on ne considérerait que les dangers de la hernie qui suit souvent ce mode d'intervention. Je le préfère surtout dans les fibromes de la trompe, les hématomes et les dégénérescences kystiques des ovaires, les rétroversions irréductibles et les incisions exploratrices à travers le cul-de-sac de Douglas. »

[1] Péan, *Gazette des Hôpitaux*, 1891.
[2] Byford, Hystérectomie vaginale (*American journal of obstetric*, mars 1892).

Gouillioud[1] cite un certain nombre d'observations personnelles d'ablation simple par la voie vaginale d'annexes malades, mais, pour lui, la condition nécessaire de cette opération est l'unitéralité des lésions et lorsqu'il reconnaît que les deux trompes sont malades il avoue que la laparotomie avec ablation en bloc des organes génitaux est le traitement rationnel.

Nous avons enfin vu ces derniers temps deux chirurgiens de Paris préconiser et défendre à outrance l'intervention vaginale. Piqué a inspiré à son élève Bonnecaze[2] l'idée d'une thèse qui résume d'une façon exacte l'état de la question. Enfin, Paul Segond[3] a déclaré une guerre ouverte à tous les détracteurs de l'hystérectomie vaginale. Les idées développées dans son traité, *De l'hystérectomie vaginale dans le traitement des suppurations pelviennes*, sont très nettement résumées dans l'article qu'il a consacré à ce sujet dans le *Traité de chirurgie de Duplay et Reclus*[4] : « Les trois considérations sur lesquelles nous basons notre manière de voir sont, on le sait, la gravité moindre, l'efficacité supérieure et l'absence de cicatrices. Les chirurgiens qui ne veulent pas de l'opération de Péan ripostent, je ne l'ignore pas, avec des arguments contradictoires qui ont une sérieuse valeur,

---

[1] Gouillioud, *Lyon-Médical*, 1893.

[2] Thèse de Bonnecaze, Paris, 1889.

[3] Paul Segond, *De l'hystérectomie vaginale dans le traitement des suppurations pelviennes*, rapport du Congrès de Berlin, 1893.

[4] Paul Segond, *Traité de chirurgie de Duplay et Reclus*, t. VIII, p. 579.

mais nos préférences pour l'hystérectomie avec ablation des annexes n'en demeurent pas moins formelles. »

Nous trouvons consignés dans la thèse de Baudron les résultats obtenus par Paul Segond : « Les 200 hystérectomies vaginales pour lésions bilatérales des annexes ont donné 14 morts opératoires soit en bloc une mortalité de 7 pour 100. Ce serait se faire une fausse idée de la mortalité dans l'opération de Péan que d'en apprécier la gravité d'après ce pourcentage brutal, car, à mesure que la méthode est plus connue le nombre des morts diminue. Le chiffre s'abaissera de plus en plus avec les progrès de la technique et les enseignements de l'expérience. »

Jacobs dans la *Semaine médicale* nous parle des résultats qu'il a obtenus. « Sur vingt et une ablations d'annexes pour annexites bilatérales sans ablation de l'utérus, les pertes blanches ont été abondantes et la menstruation a persisté douloureuse. Aussi, n'est-ce que par l'observation des suites tardives de ces opérations que j'ai pu me convaincre des résultats excellents de la castration totale dans les cas où les annexes doivent être enlevés. Si dans ces conditions, en effet, l'utérus est conservé il est souvent la cause de complications graves. Il faut noter d'autre part qu'en laissant l'utérus on est forcé d'abandonner sur place des portions tubaires malades qui dans la suite deviendront des causes de récidive. »

Paul Segond dit encore : « On a reproché la brutalité de ce mode opératoire ; or, il n'est pas juste d'avancer que par les voies naturelles le premier coup de bistouri entraîne fatalement la perte de la fécondité et je prétends qu'avec un peu d'expérience, l'incision du cul-de-sac postérieur peut être elle aussi utilement explora-

trice et que même après avoir commencé une hystérectomie on peut encore s'arrêter à temps. »

Après avoir réfuté un à un les divers arguments que
les adversaires de l'hystérectomie vaginale ont émis, l'auteur conclut en ces termes : « L'hystérectomie restera la
ressource suprême dans les cas complexes heureusement
rares de pyo- salpinx ou d'ovaro-salpyngites compliquées
de pachy-pelvipéritonite, de suppuration secondaire avec
ou sans fistule. Elle sera aussi l'opération de choix après
échec ou insuffisance de la laparotomie. Limitée à ces
indications, sans toutefois remplacer la laparotomie, elle
évitera tous les reproches qu'elle a pu encourir et rendra
d'indiscutables services [1]. »

Ces idées, si nettement exprimées par Paul Segond
avaient trouvé à l'étranger des défenseurs aussi convain-
cus. Jacobs [2], Rouffard [3], Kurz [4], Teplow [5], Kaltenbach,
dans leurs publications soutiennent hautement l'opportunité de l'incision vaginale.

Dans les divers auteurs dont nous avons parlé jusqu'à
présent, nous remarquons que même ceux qui préconisent
l'intervention vaginale ne parlent jamais de l'ablation
vaginale simple des annexes ; pour eux la seule opération
normale est l'hystérectomie, c'est-à-dire l'ablation en

---

[1] Thèse de Baudron, Paris 1894.

[2] Jacobs, *Bullet. de la Société belge de Gynécologie*, 1891.

[3] Rouffard, *La Clinique*, 24 décembre 1891 et 28 janvier 1892.

[4] Kürz, Hystérectomie avec occlusion de la cavité péritonéale.
(Münch med. Wochensch.)

[5] De l'extirpation des annexes de l'utérus au moyen de la colpotomie postérieure. *(Teplow-Vratct, 1894.)*

bloc des annexes et de l'utérus. C'est à peine si nous trouvons quelques chirurgiens parlant d'opérations portant sur les seules annexes et surtout sur un seul côté. Smith[1] cite pourtant le cas d'une malade « porteur d'un seul ovaire prolabé avec des signes nets et précis; c'est dans ces cas qu'on peut enlever un seul ovaire. J'en fis l'ablation par la voie vaginale et j'obtins une guérison parfaite sans jamais plus aucune trace de douleur. »

Bouilly[2] a rencontré dans sa pratique quelques cas analogues : « Au nombre de ces opérations dont l'idée seule épouvantait autrefois, on peut citer cette catégorie rare d'ovariotomie praticable par le vagin. Il s'agissait d'un ovaire prolabé chez une femme encore très jeune. L'ovaire déplacé était devenu le siège de douleurs vives exaspérées durant les périodes menstruelles.

« On percevait au toucher un ovaire en prolapsus net dans le cul-de-sac de Douglas et facilement saisissable. Je l'enlevai par cette voie et deux jours après la malade était guérie. »

Paul Segond[3] n'admet la voie vaginale que si les deux ovaires sont malades pour pouvoir enlever l'utérus ; si la lésion siège d'un seul côté il préfère faire une laparotomie « Je parle des cas justiciables de la laparotomie ou de l'opération de Péan, quelle que soit la nature des lésions ovaro-salpyngiennes, qu'elles soient suppurées ou non ce qui doit commander avant tout le choix de l'opération

---

[1] Smith, Ablation des annexes. *(The Lancet*, London 1883.)

[2] Bouilly, Ablation des annexes. *(Archives de Tocologie*, 1886.)

[3] *Traité de Chirurgie*, loc. cit.

c'est l'unilatéralité ou la bilatéralité des lésions. Dans le premier cas la laparotomie est la seule opération possible. Je n'ignore pas que l'ablation unilatérale des annexes par le vagin est réalisable, mais je crois que l'ovariotomie vaginale sans hystérectomie est une opération mauvaise, difficile et dangereuse. Par contre, lorsque la bilatéralité des lésions est dûment constatée c'est à l'hystérectomie vaginale qu'il faut donner la préférence, car elle donne plus de satisfaction aux malades et l'ablation de l'utérus assure la disparition totale des accidents. »

CHAPITRE II

**Avantages des interventions
par la voie vaginale
dans les affections inflammatoires des annexes.**

Nous voyons dans ce qui précéde que nombre d'auteurs reconnaissent à l'intervention vaginale quelque utilité, mais tous en restreignent l'emploi et contestent ses avantages lorsque la tumeur est grosse ou que les deux côtés sont atteints. Dans ce dernier cas, la laparotomie doit être seule employée pour permettre l'ablation totale des annexes et de l'utérus.

C'est contre cette assertion que nous voulons nous élever en démontrant que même dans le cas de lésions doubles, l'ablation simple des annexes par la voie vaginale est le procédé de choix. Nous entrons ainsi en lutte avec la plupart des auteurs cités plus haut, qui prétendent que l'opération, pour avoir des résultats durables, doit forcément s'accompagner de l'ablation de l'utérus. C'est à

peine si nous trouvons un auteur, Jacobs de Bruxelles,
qui soutient que « l'ablation d'annexes malades simplement adhérentes était plus inoffensive par le vagin ».
Nous allons essayer de mettre en lumière la pratique de
notre maître, le professeur Laroyenne, et montrer les
résultats brillants que nous avons pu observer à la clinique
de la Charité.

En venant préconiser l'ablation des annexes par la voie
vaginale, nous ne voulons pas prétendre que dans tous
les cas on doive employer cette méthode au préjudice de
la laparotomie. Nous reconnaissons parfaitement que cette
dernière doit être préférée dans certains cas, lorsque par
exemple nous avons affaire à quelque volumineux kyste de
l'ovaire. Mais il est un certain nombre de lésions dans
lesquelles la voie vaginale offre de sérieux avantages ;
nous allons esssayer de les faire ressortir.

Les annexes sont en collapsus, ils se rapprochent de la
ligne médiane et arrivent à tomber derrière l'utérus dans
le cul-de-sac postérieur. Au toucher, on sent au fond du
vagin, à travers la paroi, une tumeur nettement délimitée
dont le doigt n'est séparé que par la cloison vaginale. On
arrive par l'habitude à se rendre compte des adhérences
existantes, et, pour peu que la tumeur soit mobile, c'est-
à dire qu'elle ne soit pas absolument encastrée dans les
parties voisines, on comprendra l'avantage au point de
vue opératoire qui résultera d'une intervention par la voie
vaginale.

Souvent, à la suite d'une inflammation ancienne, les
annexes malades, au lieu de rester libres derrière l'utérus, sont environnées par le tissu inflammatoire d'une
façon si intime qu'ils ne forment plus avec lui qu'une masse

compacte. Dans ces cas, l'opération est évidemment plus difficile. A la suite de la ponction, il s'écoule quelques gouttes de liquide, généralement du sang mélangé de pus, mais on s'aperçoit alors que, pour débarrasser la malade d'une façon durable, il faut arriver à séparer les ovaires et les trompes du tissu qui les entoure, les décortiquer pour en faire l'ablation.

On a reproché dans les cas analogues aux défenseurs de l'intervention par la voie vaginale, d'opérer d'une façon aveugle: nous prétendons au contraire, d'après ce que nous avons vu, que l'opérateur expérimenté, loin d'agir en aveugle, se rend exactement compte de ce qu'il fait, grâce d'ailleurs à quelque point de repaire pris avant de commencer l'opération, tel qu'une sonde ou le médius introduit dans le rectum, on peut toujours se rendre compte du point exact où on se trouve.

La méthode offre encore les plus grands avantages dans les cas d'hématocèles ou grossesses extra-utérines. Nous ne saurions mieux faire que de rapporter ici un article de M. Condamin [1] sur ce sujet. « Je crois que, dans les ruptures de kyste fœtal tubaire, il faut compléter la méthode de M. Laroyenne (ponction et débridement) par l'ablation de la trompe rompue et de l'ovaire adjacent. Ces annexes pourront être dans certains cas la cause d'une nouvelle grossesse extra-utérine et ensuite pourront, s'il y a rétention placentaire dans la trompe, amener un état de septicémie aiguë analogue à celui qu'on observe dans les

---

[1] Condamin, Du traitement par la voie vaginale des hématocèles et des grossesses extra-utérines avec rupture du kyste fœtal. (*Lyon médical*, nov. 1894.)

rétentions utérines. Un autre fait à considérer aussi est le suivant : Si on laisse la trompe et l'ovaire, habitat et cause de grossesse extra-utérine, on aura à redouter pour l'av...ir des phénomènes douloureux par suite de l'enclavement de ces organes dans les exsudats et les fausses membranes qui tapisseront la poche rétractée. C'est cette ablation d'annexes par le vagin que nous avons trois fois pratiquée avec M. le professeur Laroyenne et qui en abrégeant le traitement ont mis les malades à l'abri d'un accident de même nature. »

Certains cas particuliers de l'opération ont déjà été étudiés. Les salpyngo-ovarites enkystées dans un foyer de pelvi-péritonite traitées d'après la méthode que nous préconisons ont donné lieu à un Mémoire de M. le professeur Laroyenne [1]. M. le professeur agrégé Condamin [2] a fait paraître aussi un article sur ce sujet. Enfin la description de la méthode et ses résultats ont été développés dans la thèse de Bonnet [3].

Les résultats de l'intervention vaginale ont encore été étudiés dans les cas d'hématocèle rétro-utérine, nous les trouvons consignés dans la thèse de Jules Oui [4]. L'auteur

---

[1] Laroyenne, De l'ablation par le vagin des annexes de l'utérus enkystés dans un foyer de pelvi-péritonite. *(Annales de Gynécologie*, 1893, t. XI, p. 5-12.)

[2] Condamin, *De l'ablation des annexes par le vagin dans la salpyngo-ovarite enkystée.*

[3] Bonnet, *Des salpyngo-ovarites enkystées dans un foyer de pelvi-péritonite. Leur traitement par la voie vaginale.* (Thèse de Lyon, 1894.)

[4] Jules Oui, *Traitement des hématocèles rétro-utérines.* (Thèse de Lyon, 1894.)

nous montre les succès obtenus par l'évacuation du sang et l'ablation des annexes au moyen d'une incision vaginale.

Nous montrerons ensuite que d'une façon générale l'ablation des annexes est facile, moins dangereuse et aussi efficace par la voie vaginale. Même dans les cas de suppuration, si cette dernière n'est pas, trop étendue, on peut encore choisir ce moyen d'accès. De cette façon on peut même, après une intervention sur les deux trompes, respecter l'utérus et un des ovaires au moins. Cette possibilité est à nos yeux une des considérations les plus sérieuses qui nous ont poussé à vulgariser cette opération. En effet, si nous avons affaire à une malade âgée que quelques années seulement séparent de la ménopause, il n'y a pas grand inconvénient à avancer de quelque temps ce terme fatal, mais au contraire si nous avons affaire à une malade jeune, nous pensons qu'une hystérectomie totale est une opération bien radicale. Souvent en effet nous trouvons chez le porteur de pyosalpinx doubles des ovaires jouissant d'une intégrité à peu près complète, pourquoi dans des cas analogues priver la femme d'une fonction très utile au bon fonctionnement de son organisme? Le résultat probable et presque certain de l'opération sera l'apparition de troubles nerveux plus ou moins intenses suivant les sujets, mais pouvant acquérir une acuité telle que la santé de la malade en est profondément atteinte. Baudron avoue même dans sa thèse que chez certaines opérées à qui on avait fait subir l'hystérectomie, les troubles nerveux étaient assez violents pour obliger ces malades à venir mensuellement subir une saignée pour éviter les vertiges et les étourdissements.

Si nous suivons attentivement les travaux les plus récents se rapportant à la question, nous trouvons les mémoires ayant trait à l'opération de Péan publiés par Paul Segond qui s'en montre le vulgarisateur le plus convaincu. L'ablation vaginale est approuvée par cet auteur, mais à la condition expresse de s'accompagner de l'ablation de l'utérus.

Nous le suivons volontiers dans cette voie et faisons l'ablation des annexes par la voie vaginale, mais sans avoir recours à l'hystérectomie.

Si nous parcourons l'exposé de la méthode faite pour Paul Segond au Congrès de chirurgie de Lyon, 1894, nous sommes étonné des objections faites par le grand chirurgien à l'intervention vaginale sans hystérectomie. Pour lui une cause d'infériorité très sensible est la difficulté que l'opérateur éprouve à exercer son action sur une partie inaccessible à l'œil : « L'utérus restant en place, dit-il, la brèche d'accès est forcément restreinte, on est gêné dans ses manœuvres, et le moindre accident opératoire tel que la rupture d'une poche à contenu septique nous laisse sans défense. Si au lieu d'avoir affaire à un kyste ovarien, nous rencontrons un kyste suppuré ou une tubo-ovarite non enkystée la difficulté est bien plus grande encore, car l'utérus en gênant nos manœuvres permet au pus de s'épancher à notre insu dans le péritoine. Après fermeture de la plaie il peut obstruer les voies de drainage et avoir des conséquences plus périlleuses encore. »

Ces différentes allégations nous semblent exagérer les inconvénients et nous allons les réduire à leur réelle importance. La brèche d'accès est-elle forcément restreinte ?

Nous verrons en étudiant la topographie du cul-de-sac
postérieur que l'incision faite transversalement peut sans
risquer d'atteindre aucun organe important avoir une
étendue linéaire de 10 centimètres. Sans vouloir
arriver à ces cas limites nous sommes forcé de reconnaître que si nous donnons seulement à notre incision une
longueur de 6 à 7 centimètres, c'est tout ce qu'il faut
pour permettre l'introduction des deux doigts nécessaires
au décollement des brides peri-annexielles. Cette manœuvre sera d'ailleurs facilitée par les pressions exercées par
la main restée libre qui amènera au-devant des doigts
introduits par le vagin les organes trop haut placés pour
être directement atteints.

On pourra d'ailleurs s'aider encore d'une pince à mors
fenêtrés dont on se servira pour exercer des tractions et
faciliter la libération des adhérences.

Nous prétendons même que l'ablation de l'utérus, au
lieu de la diminuer, augmente plutôt la difficulté de la
décortication des annexes. Nous savons bien qu'il est
possible de fixer les ligaments entre les mors d'une pince
mais on doit alors redouter l'ouverture de cette pince si on
est obligé d'introduire les doigts profondément pour aller
libérer l'extrémité externe d'une trompe tortueuse. L'ablation de l'utérus ne peut faciliter le manuel opératoire que
pendant l'ablation même avant que l'organe ait été complètement détaché. A ce moment il est possible de le faire
basculer en avant d'où un mouvement de descente qui se
répercute sur les organes adjacents ; trompes et ovaires
sont ainsi attirés dans le vagin.

D'après les données qui précèdent, confirmées d'ailleurs
par les nombreux faits que nous avons eus sous les yeux,

nous pouvons affirmer que la libération et l'ablation des annexes avec conservation de l'utérus est non seulement faisable, mais même facile pour un opérateur habitué à remplacer la vue par le toucher.

L'objection tirée de la présence de poches de pus pouvant se répandre dans le péritoine ne nous semble pas plus que les précédentes devoir faire rejeter notre méthode quoiqu'en dise P. Segond. Nous pouvons certainement être fort embarsassé si nous nous trouvons en présence d'un foyer de suppuration généralisé qui envahit tous les tissus péri-utérins. Evidemment dans ces cas l'infection peut être grave et au-dessus de nos ressources et nous acceptons alors la castration totale. Mais ce sont là des cas bien rares et on a à intervenir plus souvent pour des pyosalpinx soit simples soit doubles.

Même lorsque la lésion est double et que la poche purulente vient à s'ouvrir dans le péritoine, nous somme sarmés pour pouvoir empêcher une infection généralisée. Par la seule brèche pratiquée dans le cul-de sac rétro-utérin nous arrivons à un drainage parfait. Les critiques dirigées contre la méthode de M. le professeur Laroyenne au sujet de l'insuffisance du drainage indiquent chez leurs auteurs une connaissance bien superficielle du rôle joué par l'éponge comme pansement primitif des opérations pratiquées par la voie vaginale.

Cette éponge a d'abord l'avantage d'agir comme corps étranger empêchant une réunion trop immédiate des lèvres de la plaie. Elle distend la brèche pratiquée au fond du vagin de façon à la maintenir béante, c'est là, croyons-nous, le meilleur drainage qu'on puisse désirer. Il peut arriver au bout de deux ou trois jours que l'éponge,

imbibée par le sang dont elle a arrêté le cours ou par le
pus, ne puisse plus remplir, malgré la pétrovaseline dont
elle a été imbibée, son rôle de drain et de pansement anti-
septique. Dans ce cas la courbe de la température nous
indique suffisamment les troubles survenus et rien n'est
plus facile que d'y remédier, soit en changeant l'éponge,
soit en la remplaçant par un paquet de gaze iodoformée.
Nous devons même remarquer que, lorsqu'on est ainsi
obligé de changer le pansement deux ou trois jours après
l'opération, le diamètre de la plaie est plus grand que
ce qu'il était primitivement.

Il est d'ailleurs bien rare qu'on soit obligé de venir
aussi rapidement changer les dispositions premières. Les
deux ou trois jours qui suivent l'opération l'éponge agit
plutôt comme drain, puis elle absorbe les liquides
sécrétés par la plaie opératoire et on n'est amené à l'enlever que huit ou dix jours après. De ce que nous
venons de dire, il résulte que les objections adressées à
notre méthode se réduisent à rien, aussi voudrions-nous
en donner tous les détails pour la faire, entrer si possible,
dans le domaine de la chirurgie courante.

Après un aperçu topographique sommaire du cul-de-sac
postérieur, nous parlerons du lieu d'élection où doit porter
l'incision et des cas qui fournissent l'indication opératoire
d'une ablation par la voie vaginale de tout ou partie
d'annexes. Nous nous étendrons ensuite sur le *Manuel
opératoire* que l'on doit suivre pour la section du cul-de-
sac, la libération des annexes, la formation et la ligature
du pédicule. Nous résumerons enfin les résultats obtenus
à la Charité de Lyon, chez vingt-deux femmes que nous
avons pu voir en traitement et revoir encore, plus ou

moins longtemps après l'opération. Toutes les données seront enfin résumées dans quelques lignes de conclusion qui rappelleront ce que nous devons retenir de l'étude que nous venons de faire.

CHAPITRE III

Etude anatomo-chirurgicale du cul-de-sac postérieur.

L'étude des culs-de-sac vaginaux et de leur rapport avec les organes voisins ne date que du moment où les chirurgiens ont commencé à intervenir par la voie vaginale. Ces derniers ont cherché à expliquer les accidents qui leur arrivent fréquemment, hémorragie, fistules urinaires ou stercorales, c'était arriver à l'étude des connexions du vagin avec les organes environnants.

Les auteurs anciens, même pendant la première moitié du siècle n'étaient arrivés qu'à une connaissance bien superficielle de la topographie des organes du bassin. Dans les ouvrages datant de cette époque nous trouvons relatées des erreurs grossières dans les rapports des organes, et aucun auteur n'eut une connaissance complète de la question.

Nous trouvons une description à peu près exacte, mais

encore incomplète dans les traités de Cruveilhier et Sappey [1], et nous sommes obligé d'arriver aux ouvrages plus récents de Debierre et de M. Testut pour trouver une description suffisamment complète des rapports des culs-de-sac vaginaux. Les chirurgiens, poussés par le besoin de connaître plus exactement le territoire sur lequel ils devaient porter le bistouri, ont fait des recherches personnelles dans les régions abdominales et pelviennes. Nous trouvons dans la thèse de Blanc [2] des données précises pour faire la ponction des abcès péri-utérins et en expliquer les dangers dans certains points du cul-de-sac. Nombre de travaux originaux ont été publiés ces dernières années sur ce sujet, nous y puiserons les données se rapportant à la description du fond du vagin et surtout du cul-de-sac postérieur.

Le fond du vagin est constitué par une rigole circulairé formée par la muqueuse vaginale venant s'insérer sur le col de l'utérus en saillie. Cette rigole se divise théoriquement en quatre portions ou culs-de-sac, deux latéraux, un antérieur, un postérieur.

La partie postérieure que nous étudierons spécialement, est dirigée obliquement de haut en bas et d'avant en arrière, ce qui fait que la lèvre postérieure du col est plus longue que l'antérieure ; de plus, le cul-de-sac postérieur est plus loin de la vulve que l'antérieur.

La différence des deux longueurs est éminemment variable d'un sujet à l'autre et même chez le même sujet

---

[1] Sappey, *Traité d'Anatomie*, Paris, 1837.

[2] Blanc, *Inflammation périutérine chronique.* (Thèse, Lyon, 1887.)

suivant la position qu'on lui donne. De là viennent les différences entre les mensurations données par les divers auteurs ; nous admettrons comme moyenne que le vagin mesure de 6 à 7 centimètres de l'orifice vulvaire au bord externe du col.

Au point de vue chirurgical, c'est le cul-de-sac posté - rieur qui offre le plus d'intérêt, car c'est par lui que se font toutes les interventions par la voie vaginale. Ce choix, d'ailleurs, s'explique, car c'est lui qui présente le moins de connexions avec les organes vasculaires de la région, et les uretères ; de plus, il est une route facile pour aller chercher les annexes, même lorsqu'elles ne tombent pas d'elles-mêmes dans le cul-de-sac de Douglas.

Il forme une rigole concave en avant, facilement exten- sible. Ses dimensions sont souvent exagérées encore, surtout chez les personnes à vagin court il se transforme alors en une ampoule, saillante entre les bords des liga- ments utéro-sacrés, qui n'est autre que le fond du cul- de-sac postérieur refoulé. A l'état normal, la profondeur mesurée par la hauteur de la lèvre postérieure varie de 10 à 15 millimètres (Testut) à 2 ou 3 centimètres (Charpy).

Si nous examinons en détail le cul-de-sac postérieur, nous le trouvons constitué : en avant, par la lèvre posté- rieure du col ; en arrière, par la paroi vaginale doublée du péritoine jusqu'au niveau de l'orifice externe du col ; au fond, la muqueuse vaginale adossée à une couche de tissu cellulaire lâche, riche en vaisseaux, qui sépare la muqueuse du péritoine. La présence de ce tissu explique la mobilité des deux tuniques l'une sur l'autre.

Nous arrivons maintenant à l'étude du cul-de sac de

Douglas, diverticulum du péritoine, et dans lequel sont enfermés les différents organes sur lesquels portera l'intervention. Nous prenons les éléments de cette description dans l'excellente thèse de Commandeur[1] qui a fait une étude complète des culs-de-sac vaginaux.

Le péritoine, arrivé au niveau de l'utérus et des trompes, se divise en deux portions, l'une antérieure, l'autre postérieure ; cette dernière constitue l'excavation utéro-ovarienne en forme d'entonnoir à base supérieure. Le plan incliné que forment les parois de cet entonnoir se trouve divisé par deux saillies en trois régions superposées. Ces deux saillies, ligaments utéro-lombaires en haut, ligaments utéro-sacrés en bas déterminent trois étages dont l'inférieur est connu sous le nom de cul-de-sac de Douglas.

Il forme la pointe de l'entonnoir, par conséquent sa partie évasée regarde en haut ; il est d'ailleurs régulièrement aplati d'avant en arrière. Il est limité en haut par les ligaments utéro-sacrés, sa paroi antérieure est le vagin, sa paroi postérieure le rectum.

Son sommet généralement arrondi, point le plus déclive de la cavité péritonéale, est souvent dévié de la ligne médiane généralement à gauche ; cette singularité s'explique, d'après Vallin, par la présence à droite de l'anse intestinale qui repousse à gauche le péritoine.

Les mensurations du cul-de-sac de Douglas ont donné lieu à des interprétations bien différentes. Courty lui donne 5 à 9 centimètres, Charpy 1 à 3 à partir des replis utéro-sacrés. Pour Tillaux, cette profondeur mesurée à

---

[1] Commandeur, *Topographie des culs de-sac vaginaux.* (Thèse, Lyon, 1894.)

partir de l'insertion du vagin sur le col est de 3 centimètres, de sorte que le péritoine recouvre un peu plus du
quart supérieur de la face postérieure du vagin.

Ce qui nous importe le plus, au point de vue de la castration vaginale est la vascularisation des organes que
nous aurons à aborder, car l'hémorragie est un des écueils
les plus redoutables à éviter.

Au moment de la section du cul-de-sac postérieur, le
bistouri rencontre ce territoire qui sépare le péritoine de
la muqueuse vaginale et où nous avons constaté un réseau
veineux serré, formé par les anastomoses des veines
utéro-vaginales et hémorroïdales, et en remontant le long
des parois du l'utérus, on rencontre le faisceau des
vaisseaux utérins qui, malgré leur importance, ne doivent
pas inspirer de crainte sérieuse, mais ce que l'opérateur
doit redouter, c'est d'atteindre le rectum, les uretères où
l'artère utérine, au moment de la section.

Au niveau du cul-de sac postérieur, la largeur de
l'espace intérutéro-rectal est suffisante pour permettre
l'incision antéro-postérieure, mais le champ opératoire est
toujours très restreint. Dans le sens transversal, la surface libre est beaucoup plus large et peut atteindre 10 centimètres. Il est limité latéralement par cette partie du
péritoine pelvien en dehors duquel cheminent les uretères
en haut et plus bas les branches hémorroïdales moyennes
des vaisseaux hypogastriques (Blanc).

Nous venons de voir qu'il est relativement facile, au
moment de la section du cul-de-sac, d'éviter les vaisseaux
importants. Examinons maintenant quels sont les obsta-
cles que nous devrons connaître pour que la perte de sang

ne soit pas trop considérable lorsque nous toucherons aux trompes et aux ovaires.

Le sang est amené à la trompe par l'artère utérine et une collatérale de l'ovarienne. L'utérine, après s'être anastomosée avec l'ovarienne au niveau de l'angle supérieur de l'utérus, se prolonge au-dessous de la trompe en une petite artère flexueuse, à direction transversale qui, sur son parcours, donne des petites collatérales destinées aux diverses parties constituant la trompe elle-même.

Arrivée au niveau de l'angle externe de l'ovaire, l'ovarienne abandonne une collatérale ascendante qui se porte vers le pavillon, puis s'infléchit en dedans pour suivre le long de la trompe un trajet transversal.

Ces deux artères cheminant en sens inverse s'anastomosent à plein canal et forment ainsi au-dessous de la trompe une longue arcade comprise entre les deux feuillets du méso-salpynx. De cette arcade, partent deux ordres de rameaux. Les uns se portent en haut dans le tissu même de la trompe. Les autres, au contraire, se dirigent vers l'ovaire et nous verrons à propos de cet organe qu'ils sont une des principales sources de son irrigation.

Les veines de la trompe issues des capillaires de la région forment un tissu à mailles lâches, allongé parallèlement à l'axe de la trompe, finalement elles viennent se réunir pour se jeter dans les veines utéro-ovariennes qui aboutissent, celle du côté gauche dans la rénale, celle du côté droit dans la veine cave inférieure.

Si maintenant nous examinons l'ovaire au point de vue des vaisseaux qui s'y rendent, nous remarquons que tous naissent de l'ovarienne, branche de l'aorte abdominale. L'ovarienne aborde l'ovaire au niveau de son angle

externe, puis s'infléchissant en dedans, elle longe le bord
antérieur pour venir s'anastomoser avec l'utérine.

C'est de l'arcade artérielle ainsi formée que se détachent
les vaisseaux de l'ovaire. Au nombre de dix ou douze, ils
se dirigent vers le bord antérieur de la glande et viennent
se perdre dans son intérieur où ils s'anastomosent entre
eux pour former un réseau à larges mailles.

Des capillaires ainsi formés naissent les veines qui se
dirigent vers la portion médullaire de l'ovaire. Très nombreuses et de calibre différent, elles forment au centre de
l'organe une masse considérable qui aboutit en dernier
lieu à un tronc unique, l'utéro-ovarienne.

D'après la description que nous venons de faire, on
comprend qu'il sera possible de prévenir une hémorragie
en obstruant les vaisseaux au moyen d'une compression
exercée à leur niveau.

CHAPITRE IV

Manuel opératoire.

Nous allons exposer ici les différents temps du *Manuel opératoire*, d'après les pratiques que nous avons eues sous les yeux à la Clinique de M. le professeur Laroyenne.

L'intervention par la voie vaginale peut se faire dans deux cas différents et, suivant le cas, nous serons obligé de modifier légèrement notre façon de faire.

Le plus souvent le chirurgien se trouve en présence de petits pyosalpynx plus ou moins mobiles, mais en prolapsus dans le cul-de-sac postérieur, c'est-à-dire facilement accessibles par le vagin. Nous considérons cette condition comme indispensable, car si elle n'était pas remplie et que les annexes soient profondément situés, nous croyons qu'il serait préférable de recourir à la laparotomie. La voie vaginale ne pourrait d'ailleurs, dans ces cas-là être choisie qu'à condition d'enlever en même temps l'utérus et de faire une castration totale.

Si la malade se trouve dans les conditions requises, et
que le ou les pyosalpinx soient facilement abordables, un
simple coup de ciseaux dans le cul-de sac postérieur
permet d'arriver jusqu'à eux. Le chirurgien doit seulement se souvenir que le péritoine est séparé de la muqueuse
par une lame de tissu lâche et qu'il importe de le sectionner en même temps que la muqueuse. Si on n'arrive
pas d'emblée à ce résultat, il est souvent difficile, quelquefois même impossible de décortiquer les annexes. Peu
importe la direction donnée à cette première incision, on
peut la faire à volonté verticale ou horizontale, car nous
verrons plus loin qu'on est obligé de l'agrandir ensuite
pour permettre l'introduction dans la plaie des deux doigts
nécessaires pour manœuvrer facilement.

La première incision faite, on l'agrandit, soit au métrotome avec écartement limité, soit simplement avec des
ciseaux. Nous avons vu en étudiant la topographie du cul-
de-sac postérieur que la section transversale devait être
préférée pour la plus grande largeur qu'il était possible
de donner à la section, sans risque d'atteindre aucun
organe important. Dès que l'ouverture est suffisante pour
permettre d'introduire deux doigts dans la plaie opératoire, commence le travail de décortication.

La seconde main de l'opérateur vient ici jouer un rôle
actif : Elle est chargée, par une pression sur l'abdomen,
de refouler en bas les annexes et de les amener ainsi au
contact de la main introduite par le vagin. Il est souvent
utile à ce moment de se servir d'une pince à mors fenêtrée
pour arriver à une décortication complète. Lorsque les
doigts ont pu libérer une petite portion de trompes ou
d'ovaires, la pince est appliquée sur la portion libre, elle

devient ainsi un point d'appui solide sur lequel on pourra exercer des tractions qui faciliteront beaucoup la fin de l'opération.

Lorsque les organes malades sont détachés et arrivent en prolapsus dans le vagin, il faut songer à la formation du pédicule, la seule indication à suivre est de former celui-ci aussi près que possible de la corne utérine. Avant de sectionner les organes malades, il est bon d'assurer l'hémostase : Le moyen le plus parfait consiste à placer une pince à forcipressure courbe au-dessus des organes atteints qu'on pourra alors, sans crainte, retrancher d'un coup de ciseaux.

Au moment de la décortication, il semble assez facile d'arriver jusqu'à l'intestin qui, à l'état de vacuité, offre assez d'analogie avec une trompe dilatée. Pour éviter cette erreur qui a pu être commise, il est bon d'introduire dans le rectum une sonde qui permettra toujours de le reconnaître. Nous avons vu souvent remplacer cette sonde indicatrice par le doigt même de l'opérateur. Le médius introduit dans le rectum fournit à l'index qui explore le cul-de-sac de Douglas un point de repère continuel pour éviter d'atteindre l'intestin.

Dans un second cas, les annexes sont toujours en prolapsus vers le vagin, mais au lieu d'être mobiles elles offrent au doigt explorateur une masse empâtée remplissant le cul-de-sac de Douglas auquel elles sont unies de tous côtés par des adhérences multiples.

Si les productions pathologiques sont suffisamment volumineuses on aura recours à l'ancienne méthode du professeur Laroyenne. Après une ponction au trocart on débride transversalement au métrotome pour que l'inci-

sion puisse livrer passage à deux doigts. Le pus s'écoule
alors en quantité plus ou moins grande suivant le volume
de la collection. Le chirurgien, dans ces cas-là, doit
veiller avec le plus grand soin à enlever la totalité des
organes malades, car la récidive est à redouter. Il est bon
pour arriver à ce résultat de commencer le débridement
au niveau même de la ponction et de continuer le décollement en se dirigeant vers la partie profonde pour arriver
à une libération à peu près complète des annexes. Il est
utile de ne pas pénétrer d'emblée dans le foyer purulent
car le doigt arrivant ainsi dans des tissus désorganisés
peut parfaitement faire fausse route ; en tous cas le
décollement est bien plus difficile.

Lorsqu'on est arrivé à amorcer le décollement, l'opérateur n'a plus qu'à continuer jusqu'à libération complète
des annexes. Si les parois sont suffisamment épaisses et
résistantes, il est facile d'arriver à ce résultat avec les
seuls doigts, mais souvent la poche purulente est entourée
par une membrane si mince qu'il est impossible de la
détacher des adhérences qu'elle a contractées avec les
organes voisins ; on peut alors saisir l'extrémité libre
entre les mors d'une pince, la tendre et arriver ainsi à la
décortiquer plus facilement. Si les adhérences sont très
fortes il peut arriver que la pince arrache morceaux par
morceaux les parties qu'elle aura saisies et il est nécessaire alors de placer au-dessus de la première une seconde
pince qui remplira un rôle analogue, on arrivera ainsi
par des morcellements successifs à l'ablation à peu près
totale de la poche. C'est là une manœuvre que nous avons
souvent vu employer à la Clinique de Lyon et que
M. Condamin, son auteur, désigne sous le nom de sal-

pingotripsie. Nous avons observé que jamais entre les mains de son auteur cette pratique n'a donné lieu à une hémorragie. Elle a encore l'immense avantage de modérer notre action lorsque nous nous adressons à des annexes qui ont contracté avec les organes voisins des rapports trop intimes.

La sécurité absolue au point de vue hémorragique que donne l'enlèvement des trompes par petits morceaux n'existe plus si en suivant ces derniers nous arrivons jusqu'aux ovaires. Ces derniers, surtout à l'état pathologique, sont parcourus par de gros vaisseaux qui donneront, dès que nous arriverons à leur niveau une hémorragie abondante. Il est par conséquent nécessaire, si nous supposons devoir toucher les ovaires, de prendre nos précautions contre une hémorragie, une ligature ou une pince à forcipressure placées sur le pédicule sont absolument indispensables pour remplir cette indication.

Un mot seulement des accidents qu'on aura à éviter. Il arrive souvent dans les anciennes salpingites suppurées qu'il existe entre l'intestin et la trompe des adhérences si fortes qu'il est presque impossible de les rompre sans ouvrir le rectum. Lorsque nous nous trouvions en présence de cas semblables dans le cours d'une laparotomie nous devions considérer le pronostic comme très grave. Dans l'intervention vaginale, au contraire, nous n'avons jamais vu de fistule intestino-vaginale devenir un obstacle à la parfaite guérison. Tous les cas que nous avons vus se sont terminés par une guérison spontanée et rapide.

Les reproches faits à notre méthode au point de vue d'une lésion possible de la vessie ou des uretères nous semblent bien exagérés. En tout cas, nous n'avons jamais

vu pareil accident se produire dans les nombreuses interventions vaginales que nous avons eu l'occasion d'exa-
miner.

Nous voudrions qu'une plus longue expérience nous
permît de montrer les résultats éloignés de l'ablation partielle des annexes. Malheureusement nos observations
sont encore trop récentes pour que nous puissions d'après
elles prédire le sort à nos opérées.

Quoi qu'il en soit, on verra, d'après les observations
publiées plus loin que vingt et une fois sur vingt-deux
interventions nous avons pu laisser au moins un ovaire
et l'utérus au grand profit des malades qui ont conservé
une fonction aussi importante que la menstruation. Dans
le cas où nous avons été amené à faire une castration complète, la malade atteinte d'une péritonite tuberculeuse pelvienne ait au doigt explorateur des trompes
et des ovaires couverts de semis tuberculeux.

Nous croyons que les reproches violents, adressés à la
méthode que nous préconisons, qui se basaient surtout
sur la difficulté qu'éprouvait le chirurgien pour décortiquer les annexes, se trouvent aujourd'hui en partie détruits
par le nouveau mode opératoire introduit par M. Condamin. Nous voulons parler du morcellement avec salpyngo-
ovariotripsie. Si nous trouvons des adhérences trop intimes il ne faut pas s'entêter à tout décoller, Condamin [1]
nous l'explique d'ailleurs. « Par le morcellement on
réduira la trompe en une bouillie qui s'évacuera spontanément par les pansements; les lambeaux qu'on aura

---

[1] Condamin, De l'ablation directe des annexes par la voie vaginale. *(Gaz. des Hôpitaux*, 1895. — *Mercredi médical*, 1895.)

laissés se résorberont d'eux-mêmes comme déjà nous l'avons observé et ainsi seront évités les dangers déjà si atténués dans l'intervention par la voie vaginale, d'une perforation intestinale.

Chez plusieurs de nos malades nous nous sommes trouvé en présence de kystes purulents qui se sont ouverts au cours de la décortication sans que jamais cet accident ait eu de conséquence fâcheuse dans la suite. Ces observations nous permettent de réfuter victorieusement l'opinion de Paul Segond, qui nous prétendait sans défense contre de semblables accidents. Lorsque nous nous sommes trouvé en présence de ces cas, nous sommes arrivé à la guérison complète de nos malades sans modifier en rien notre procédé de pansement : éponge, puis mèche de gaze iodoformée, nous pouvons même ajouter que la guérison a été aussi simple et aussi rapide qu'ordinairement.

Lorsque nous sommes arrivé à une ablation totale des parties malades nous introduisons simplement dans la plaie opératoire une éponge imbibée de pétrovaseline iodoformée, nous avons fait ressortir plus haut les avantages de ce pansement qui répond à toutes les indications. Deux ou trois jours après, nous remplacons cette éponge par un tampon de gaze iodoformée. Deux ou trois pansements pareils faits consécutivement suffisent à la complète guérison.

Il est possible qu'il persiste après la guérison complète quelques brides ou épaississements autour de la plaie opératoire, il sera toujours facile d'y remédier par quelques séances de columnisation avec ou sans massage.

CHAPITRE V

Pièces justificatives

Observation I

Ablation directe d'annexes. Voie vaginale. (Condamin).

M..., Claudine, vingt-neuf ans, ourdisseuse, demeurant à Lyon, place Croix-Paquet, entrée le 27 mars 1894, salle Sainte-Marie, n° 3. Sortie le 5 avril.

Réglée à treize ans et mariée à vingt-deux, à eu deux enfants. La première couche a été suivie d'une pelvi-périto-nite localisée au côté gauche, ayant nécessité, pendant cinq mois, le repos au lit. La deuxième couche a eu lieu sans accident.

Il y a un an, les règles diminuent d'abondance, il y a six mois, la malade éprouve des douleurs vives dans tout l'abdo-men ayant persisté jusqu'au mois de janvier où six topiques ont dégagé complètement le côté gauche sans améliorer le côté droit. La malade se décide alors à entrer à la Charité.

A la palpation on provoque une vive douleur du côté droit sans qu'il soit possible de rien percevoir d'anormal dans la paroi. Au toucher, on perçoit une petite masse dure appliquée contre la paroi de l'utérus et semblant faire corps avec lui.

28 mars. — Sous l'anesthésie on fait un examen appro fondi. On arrive à sentir nettement la tumeur appliquée contre l'utérus. A un moment donné, on éprouve une sensation de déchirure dans le cul-de-sac latéral droit.

Ponction, puis débridement au métrotome qui donne issue à quelques gouttes de liquide séro-sanguinolent. En explorant avec le doigt la cavité ainsi formée on trouve un ovaire prolabé, sclérosé et augmenté de volume. On arrive avec peine à le libérer de ses adhérences, et on l'excise en laissant en place la pince qui renferme le pédicule.

L'ovaire enlevé est examiné avec soin : on le trouve transformé en une masse dure et scléreuse renfermant dans son intérieur une cavité kystique de la grosseur d'une noisette : il n'y a, à peu près, plus trace de tissu normal.

5 avril. — On enlève l'éponge et on met une mèche.

30 avril. — Malade ne souffre plus. On ne voit plus trace d'induration dans le cul-de-sac postérieur.

Observation II

Collection du cul-de-sac de Douglas. — Orariotripsie à droite.— Ponction et débridement à gauche. (Condamin).

R..., Léontine, vingt-deux ans, gantière, demeurant à Lyon, cours Morand, 12, entrée le 27 juin 1894, salle Sainte-Thérèse, n° 7, sortie le 13 juillet 1894.

Réglée à onze ans régulièrement. Pas d'accouchement ni de

fausse couche. A été soignée il y a deux ans à l'Hôtel -
Dieu, pour une métrite. Depuis lors, douleurs continues dans
le ventre, surtout après un effort. Pas de troubles de la miction. Leucorrhée. Constipation opiniâtre et douleurs violentes
au moment de la défécation.

A l'examen, tumeur molle volumineuse occupant les culs-
de-sac postérieur et latéral, l'utérus est petit et peu mobile.

22 janvier. — Ponction et débridement d'une collection
purulente entourée de parois dures et épaissies, dont on
n'essaye pas de faire l'ablation. A droite, on trouve une
petite poche séreuse enkystée, les annexes ayant des adhérences solides on fait l'ablation par morcellement. La trompe
est fongueuse et très épaissie. L'ovaire augmenté de volume
est scléro-kystique.

26 juin. — On remplace l'éponge par une mèche.

13 juillet. — Malade va bien. Elle sort guérie sans que le
toucher ni le palper ne soient douloureux.

OBSERVATION III

*Salpingo-ovarite gauche. — Ovaire prolabé dans le
cul-de-sac postérieur. — Ablation directe d'annexes par la voie vaginale.* (Condamin.)

D..., Marie, trente-deux ans, demeurant à Lyon, entrée
le 27 juin 1894, salle Sainte-Marie, n° 5.

Réglée à seize ans d'une façon toujours régulière. Trois
enfants. Fausse couche il y a neuf ans, époque à laquelle la
malade fait remonter le commencement de sa maladie. Pesan-
teur et douleur abdominales avec irradiations aux lombes et

aux reins. Pertes blanches, Impossibilité de travailler. Amaigrissement et perte de l'appétit.

Au toucher vaginal on trouve à gauche un ovaire nettement prolabé, à droite il existe une masse arrondie de la grosseur d'une mandarine dans laquelle on reconnaît par un examen approfondi deux éléments constitutifs, d'abord l'utérus en rétroflexion, puis une collection d'origine salpyngienne.

29 juin. — Ponction et débridement, pas d'écoulement et par l'orifice on sent les annexes dilatés et kystiques. On les attire avec une pince et dans la trompe on trouve un kyste hématique de la grosseur d'une noix qui se déchire sous l'effort de la traction. L'ovaire présente trois petits kystes il est scléreux et augmenté de volume. On saisit le pédicule avec une pince qu'on laisse à demeure. Eponge pour arrêter l'hémorragie qui est assez abondante.

Sortie quinze jours après. Pas revue.

OBSERVATION IV

Salpyngo-ovarite non enkystée. — Ablation de l'ovaire gauche et de la trompe. (Condamin.)

Ch..., Eugénie, vingt et un ans, née à Aurec (Haute-Loire), demeurant à Lyon, entrée le 16 octobre 1894, salle Sainte-Marie, nº 11, sortie le 30 du même mois.

Réglée à treize ans avec chaque mois un retard de huit à dix jours. Deux enfants bien portants. Il y a un mois les pertes blanches peu abondantes qu'avait la malade ont brusquement augmenté en s'accompagnant de violentes douleurs

dans le bas-ventre. A l'examen on trouve une collection fai-
sant saillie dans le cul-de-sac gauche.

17 octobre. — Ponction donne issue à du pus. Le doigt
sent alors l'ovaire adhérent et la trompe grosse et fongueuse;
on en fait l'extirpation. Pince à demeure pendant vingt-quatre
heures.

23 octobre. — Ablation de l'éponge remplacée par deux
mèches.

30 octobre. — Malade quitte le service bien améliorée
sans vouloir attendre la cicatrisation complète. Elle est encore
porteur d'une mèche.

La température oscille pendant une semaine après l'opération autour de 38 degrés, puis redescend à la normale.

OBSERVATION V

*Ablation directe d'annexes par la voie vaginale. — Plaie
de l'intestin. — Fistule stercoro-vaginale. — Guérison de la fistule spontanément après un mois et
demi.* (Condamin.)

J..., Antoinette, trente ans, née à Moulins, demeurant
à Lyon, entrée le 8 décembre 1894, salle Sainte-Thérèse,
n° 1, sortie le 19 janvier 1895.

Réglée à treize ans, menstruation généralement avancée
de deux ou trois jours. Un accouchement à terme il y a deux
ans. Il y a trois mois règles douloureuses, abondantes et
mêlées de caillots. Il y a quinze jours la malade prend le
soir une injection boriquée chaude, pendant la nuit elle
éprouve des coliques qu'elle compare à celles de l'accouchement ; elle est obligée de garder le lit.

Ces douleurs revenaient soit spontanément soit au moment de la défécation avec une netteté telle que la malade les compare aux douleurs de l'accouchement.

9 décembre. — Au toucher on trouve à droite une tumeur molle très douloureuse à la pression s'étendant loin dans le ligament large et repoussant légèrement l'utérus à gauche. Rien au niveau du cul-de-sac gauche.

10 décembre. — Ponction et ablation de la trompe droite, un peu de pus. L'intestin adhérent à la trompe fait saillie ; il est légèrement blessé au cours des manœuvres de décortication.

5 janvier 1895. — Au fond du vagin petite fistule à droite donnant passage à des matières stercorales molles.

19 janvier. — La malade va très bien et ne souffre plus du tout. Les matières fécales ne sortent plus par la fistule qui ne laisse passer que peu de gaz. La malade quitte l'hôpital.

11 avril 1895. — Malade revient à la consultation. Depuis un mois la fistule est complètement fermée, tout est bien souple soit à droite soit à gauche. Les rapports extrêmement douloureux ne le sont plus du tout, la malade se déclare extrêmement satisfaite.

Après l'opération, la température s'était maintenue pendant quatre ou cinq jours entre 39 et 40 degrés pour arriver ensuite insensiblement à la normale.

16 mai 1895. — La malade va très bien. Les culs-de-sac sont libres, les rapports sexuels ne sont plus douloureux.

Hémorroïdes pour lesquels la malade demande à être traitée.

OBSERVATION VI

*Collection dans le Douglas. — Ablation directe de la
trompe gauche. — Ovariotripsie de la trompe
droite.* (Condamin.)

N..., Marie, quarante et un ans, née à Moirans (Jura),
demeurant à Lyon, entrée le 10 novembre 1894, salle Sainte-
Marie, n° 2, sortie le 7 décembre 1894.

Réglée à quinze ans, toujours régulièrement, a eu dix
grossesses dont trois fausses couches aux septième et huitième
mois.

Huit jours avant sa dernière couche, la malade a fait une
chute sans retentissement sur l'accouchement, mais le retour
des couches a été très pénible et accompagné de leucorrhée.
Depuis lors, douleurs sourdes dans le ventre n'empêchant pas
le travail.

Depuis trois semaines, les douleurs ont augmenté et néces-
sitent le repos au lit. Métrorragie abondante, puis ictère
avec vomissements.

Au toucher, on sent dans le cul-de-sac de Douglas, une
masse qui se prolonge très loin dans la fosse iliaque droite
jusque sous l'arcade de Fallope.

10 novembre. — Ponction et débridement, pus très épais,
l'index introduit dans la plaie crève plusieurs poches succes-
sives. Ablation de la trompe gauche tortueuse décortiquée
facilement. A droite on fait la salpyngotripsie.

21 novembre. — Eponge remplacée par une mèche.

7 décembre. — Malade va bien. Souplesse parfaite des culs-
de-sac.

Règles non douloureuses. La malade marche sans fatigue et quitte l'hôpital.

OBSERVATION VII

Pyosalpinx. — Ponction. — Débridement. — Ablation d'annexes du côté droit. (Repelin.)

M..., Françoise, vingt-trois ans, ouvrière, demeurant à Lyon, entrée le 20 décembre 1894, salle Sainte-Marie, n° 1, sortie le 14 janvier 1895.

Réglée à treize ans. Pas de fausse couche, accouchement normal il y a trois ans. Menstruation avancée de huit jours et accompagnée de douleurs dans le bas-ventre du côté droit, un peu de fièvre.

Il y a un mois, cuisson en urinant et période d'anorexie, vomissement et constipation.

22 décembre. — Ponction et débridement du côté droit. Ecoulement de pus.

Ablation de la trompe tortueuse et fongueuse.

26 décembre. — Eponge remplacée par une mèche.

14 janvier 1895. — Malade sort en parfaite santé. On constate seulement un peu d'induration au niveau de la ponction.

OBSERVATION VIII

*Salpingite gauche. — Ponction. — Ablation de la trompe
gauche.* (Laroyenne.)

G..., Anne, vingt-cinq ans, cartonnière, demeurant à
Lyon, entrée le 18 octobre 1894, salle Sainte-Thérèse, n° 2,
sortie le 25 novembre 1894.

Réglée à quatorze ans, pas de grossesse antérieure. Au
mois d'avril 1894, ponction d'une poche purulente dans le
cul-de-sac droit.

Depuis quinze jours les anciennes douleurs reviennent dans
le bas-ventre et dans les reins. Au toucher, tumeur molle
fluctuante du côté gauche.

20 octobre. — Ponction et débridement. Il s'écoule un pus
séreux assez abondant. On enlève l'ovaire malade et la trompe
gauche tortueuse.

23 octobre. — L'éponge est remplacée par une mèche.

25 octobre. — La poche est presque complètement rétractée.

28 décembre. — On sent encore des masses indurées non
douloureuses du côté où on a fait la ponction. Tout va bien
du côté où on a fait l'ablation. La malade est très satisfai-
sante.

OBSERVATION IX

Salpingite gauche. — Ablation directe de la trompe.
(Condamin.)

A..., Joséphine, trente-trois ans, demeurant à Lyon, entrée le 29 décembre 1894, salle Sainte-Thérèse, n° 15, sortie le 18 février 1895.

Réglée à seize ans, trois accouchements normaux et deux fausses couches. Menstruation douloureuse, longue et très abondante.

Depuis un mois douleurs dans les reins et dans le ventre s'accompagnant de faiblesse suffisamment grande pour contraindre la malade à garder le lit. Pertes rouges mélangées de caillots, très douloureuses, entre temps pertes blanches abondantes. Constipation ordinaire et troubles digestifs prononcés.

Au toucher, on sent l'utérus horizontal et attenant à lui une masse mobile douloureuse qui probablement est une trompe.

31 décembre 1894. — Ponction suivie de l'écoulement d'un liquide séro-sanguinolent, mais pas de véritable pus. On enlève une trompe fongueuse grosse comme le petit doigt et très friable.

18 février 1895. — Règles complétement indolores. Trajet légèrement fistuleux. Etat général excellent.

Observation X

Pyosalpinx. — Ablation par la voie vaginale des annexes gauches. (Condamin.)

H..., Marguerite, trente et un ans, demeurant à Lyon, rue de la Rize, 20, entrée le 29 décembre 1894, salle Sainte - Marie, nº 3, sortie le 15 février 1895.

Réglée à dix-huit ans, un accouchement normal et pas de fausse couche. En six semaines, la malade a perdu deux fois, mais plus abondamment que pour les règles ordinaires, pertes blanches pendant les intervalles.

Pas de douleur dans le ventre, mais dans les reins et le côté gauche, douleurs vagues diminuant au moment des règles. Constipation générale, mais bonne digestion.

Au toucher, masse assez volumineuse dans le cul-de-sac gauche non fluctuante. L'utérus dévié en haut et à droite est séparé de la tumeur par un sillon. Douleur vive dans le cul-de-sac de Douglas.

4 janvier. — Ponction et débridement de la tumeur, écoulement d'une certaine quantité d'un liquide louche. On peut isoler et attirer le pyosalpinx qu'on enlève. Pince à demeure. Trompe fongueuse.

4 février. — Presque plus de douleur, utérus en légère rétroversion facilement réductible. En somme, l'état général est beaucoup amélioré.

Observation XI

Collection du cul-de-sac postérieur. — Ablation d'un pyosalpinx et de l'ovaire droit par la voie vaginale. (Laroyenne.)

Ch..., Eugénie, vingt-trois ans, giletière, demeurant à Lyon, rue Nogent, 29. Entrée le 22 novembre 1894, sortie le 15 décembre, salle Sainte-Thérèse, n° 8.

Réglée à seize ans irrégulièrement. Il y a deux mois, pendant une menstruation longue et abondante, douleur violente au niveau des annexes droites. Pas de frissons, mais légère température.

Amélioration légère jusqu'à la période menstruelle suivante qui exacerba les douleurs.

Au toucher, on sent dans le cul-de-sac postérieur une masse arrondie, dure, douloureuse.

23 novembre. — Ponction et ablation de l'ovaire et de la trompe droits. Liquide séro-purulent trouble. Parois très épaissies étaient fongueuses.

2 avril 1895. — La malade se plaint encore de quelques douleurs. On trouve à gauche une trompe tortueuse pour laquelle on fait de la columnisation. La douleur s'amende rapidement.

Observation XII

*Pyosalpinx. — Ablation de la trompe et de l'ovaire
droits. — Ponction à gauche.* (Condamin.)

C..., Henriette, trente-quatre ans, demeurant à Lyon, rue
de Crimée, 30, entrée le 3 janvier 1895, salle Sainte-Thé--
rèse, n° 13; sortie le 11 février 1895.

Réglée à quinze ans toujours régulièrement. Deux accouchements normaux, pas de fausse couche. Le 29 décembre,
la malade a des pertes blanches, puis roses et enfin rouges
qui ont continué jusqu'à maintenant. Douleurs vives dans le
bas-ventre et dans les reins. Digestion un peu pénible, mais
sans vomissement alimentaire.

Au toucher, on sent une grosse masse du côté droit.

15 janvier. — Ponction du côté droit : écoulement d'un
peu de pus. Après le débridement on trouve un volumineux
pyosalpinx adossé à l'ovaire scléreux que l'on décolle et
qu'on réséque après l'avoir attiré au dehors. L'ovaire est
enlevé en même temps.

Simple ponction à gauche.

11 février. — La malade part en bon état, plus de douleur
même dans la marche.

26 février. — La malade revient à la consultation. La
fistule est complètement bouchée et on ne trouve rien
d'anormal ni d'un côté ni de l'autre.

La température, après être restée cinq jours autour de 40
degrés est arrivée peu à peu à la normale.

OBSERVATION XIII

*Pyosalpinx. — Ponction. — Débridement. — Ablation
d'annexes. — Ecoulement d'une certaine quantité de
sang mêlé de pus. (Condamin.)*

J..., Louise, trente ans, née à Besançon, demeurant à
Lyon, rue Rabelais, 102, entrée le 7 janvier 1893, salle
Sainte-Thérèse, n° 9, sortie le 27 janvier.

Réglée à quatorze ans, fausse couche de quatre mois. Depuis
deux ans la malade souffre dans le ventre et dans les reins,
la douleur s'exaspère par la marche et le moindre effort. Au
toucher, on trouve une trompe gauche douloureuse de la
grosseur d'une mandarine, on ne sent pas ou peu de fluctua-
tion.

Le 9 janvier, on ponctionne, il s'écoule du sang mêlé de
pus en abondance. On peut décortiquer la trompe, l'attirer dans
le vagin et l'exciser. Pansement avec deux éponges. Il n'y
avait pas de périsalpyngite.

25 janvier. — La malade n'éprouve plus aucune douleur.

27 janvier. — La malade quitte le service.

11 avril. — La malade est revenue à la consultation gra-
tuite. Plus rien d'anormal dans les culs-de-sac. Plus d'induration ni à droite ni à gauche. La malade ne souffre plus du
tout, même en marchant.

Observation XIV

*Ponction, puis ablation de la trompe et de l'ovaire
gauche.* (Condamin.)

B..., Louise, quarante et un ans, née à Paris, demeurant à
Lyon, rue Pierre-Corneille, entrée le 17 janvier 1895, salle
Sainte-Marie, n° 3, sortie le 15 février.

Métrorragie abondante à l'époque des règles. Depuis huit
jours douleur sourde brusquement aggravée hier soir, au
point de forcer la malade à se mettre au lit. Après une heure
environ elles se sont amendées et la malade a pu reposer.
A 2 heures du matin, nouvelle crise aiguë durant jusqu'au
matin.

Au toucher, on constate dans le cul-de-sac gauche une tumeur de la grosseur d'une orange, extrêmement douloureuse,

18 janvier. — Ponction et débridement suivis de l'écoulement d'un verre à liqueur de pus. On décolle la trompe qu'on
enlève avec l'ovaire. Ce dernier est farci d'abcès. Trompe
épaissie et fongueuse.

15 février. — La malade va très bien, ne souffre plus. La
pression est indolore et la marche n'est pas pénible.

28 février. — Cul-de-sac bien souple, aucune douleur.

19 mars. — Le mieux se maintient. Les dernières règles
n'ont amené aucune douleur.

10 avril. — La malade est revue, elle va très bien.

OBSERVATION XV

Péritonite tuberculeuse à forme pelvienne. — Salpingo-ovarite tuberculeuse double. — Laparotomie vaginale et ablation des annexes. (Condamin.)

V..., B..., vingt-huit ans, couturière, demeurant à Lyon, 6, rue Confort, entrée le 9 février 1895, salle Sainte-Marie, n° 14.

Mère morte probablement tuberculeuse, père bien portant. Jeunesse délicate, dyspnée et sueurs nocturnes. Ces phénomènes s'amendent au moment de la menstruation.

Mariée il y a sept ans, a eu un enfant l'année suivante ; depuis ce temps-là, la malade souffre de l'estomac, hypochlorhydrie, vomissements fréquents. Depuis quelque temps, la malade va mieux, l'appétit est meilleur, mais la digestion toujours difficile.

Il y a six mois, la malade remarque que son ventre augmente de volume, elle attribue ce phénomène à un effort antérieur pour soulever un fardeau. Peu de souffrance malgré l'augmentation progressive de l'abdomen. La marche seule est un peu douloureuse.

Au mois de janvier 1895, la marche présente des signes non douteux de péritonite tuberculeuse, le toucher révèle un commencement de salpyngite des deux côtés. La laparotomie est décidée, mais on la recule jusqu'à guérison de la pleurésie. Diarrhée abondante.

12 février 1895. — La malade entre à la Charité, la pleurésie est à peu près guérie, mais l'état général est plus mau-

vais qu'au moment de l'examen antérieur. La diarrhée a complètement disparu. Le ventre est un peu plus volumineux que normalement et la malade souffre beaucoup dans la région hypogastrique.

Au toucher vaginal on perçoit en arrière et de chaque côté de l'utérus des masses molles, douloureuses, empâtées qui refoulent l'utérus en avant. Le cathétérisme vésical nous apprend que la vessie est largement étalée de chaque côté.

14 février 1895. — Malgré un mauvais état général et une oppression très marquée la malade est endormie. Ponction et débridement du cul-de-sac postérieur.

On libère les trompes et les deux ovaires qui sont gros et remplis de petits abcès tuberculeux. Après avoir placé une pince à forcipressure sur leur pédicule on les excise.

Les deux trompes sont ensuite enlevées par morcellement ; nous les voyons couvertes de follicules tuberculeux. Pendant la décortication on ouvrit une poche qui laissa couler une certaine quantité de liquide séreux et qui vida la cavité péritonéale de l'ascite qu'elle contenait.

Une éponge imbibée de pétrovaseline assure l'hémostase et maintient le trajet largement béant.

21 mars. — On laisse toujours dans la plaie des mèches de gaze iodoformée pour modifier les surfaces tuberculeuses.

La malade rentre chez elle améliorée, la douleur est moins vive et l'ascite a disparu.

21 mai. — La malade est revue. Son état général est meilleur, elle peut marcher sans être courbée en deux. L'émaciation a en partie disparu. Par le toucher on sent encore quelques masses dans les culs-de-sac où l'on maintient toujours de la gaze iodoformée.

La malade souffre encore un peu à la pression soit spontanément soit à la pression, mais beaucoup moins. Il n'y a plus d'ascite, la malade va partir à la campagne.

Observation XVI

Salpingite gauche. — Ponction. — Débridement. — Ablation partielle de la trompe. (Condamin.)

U..., Emilie, vingt-six ans, née à Lyon, employée de commerce, demeurant à Lyon, rue de la Poulaillerie, 16, entrée le 3 mars 1895, salle Sainte-Marie, sortie le 4 avril.

Réglée à dix-sept ans toujours irrégulièrement. Souvent douleur d'estomac irradiée dans les épaules. Au mois de septembre 1894, pertes blanches abondantes et fétides. Trois semaines après, la miction devient douloureuse et fréquente, de temps en temps rétention d'urine durant vingt-quatre heures, actuellement les douleurs ont disparu.

Leucorrhée chaque jour plus abondante avec teinte jaunâtre, puis verdâtre. Au mois de janvier 1895, la malade a pris froid, des points de côté douloureux ont fait croire à un commencement de pleurésie. En même temps elle commença à souffrir du ventre, douleurs aiguës qu'elle compare à des pointes d'aiguilles irradiées dans les reins et la cuisse gauche.

La marche, possible les premiers jours, devient extrêmement douloureuse, les injections chaudes d'eau boriquée n'ont amené aucune espèce d'amélioration.

La malade vient alors à la consultation, on lui fait de la columnisation, la première séance amène du soulagement, la seconde est sans résultat. On perçoit au toucher une tumeur occupant le cul-de-sac postérieur gauche et empiétant sur les cul-de-sac antérieur et postérieur. L'utérus est repoussé en avant.

18 mars. — Ponction, débridement. On enlève, tant par morcellement que par ablation directe sur une pince, 7 à 8 centimètres d'une trompe aux parois très épaissies.

4 avril. — La malade va très bien. Plus de douleurs, mais l'utérus a de la tendance à se renverser en arrière. On lui met des tampons avant son départ.

Etat général bien amélioré.

21 mai. — La malade va très bien, elle marche beaucoup sans aucune souffrance. L'utérus a une légère tendance à la rétroversion, mais les culs-de-sac sont libres.

OBSERVATION XVII

Salpingite gauche. — Ablation de la trompe et de l'ovaire du côté droit. (Condamin.)

Ch.,., Marie, vingt-trois ans, demeurant à Pierre-Bénite, entrée le 29 janvier 1895, salle Sainte-Marie, n° 4, sortie le 18 février 1895.

Réglée à seize ans toujours d'une façon régulière. Il y a cinq ans douleurs vagues dans l'abdomen devenant chaque jour plus intenses sans que les règles exercent sur elles aucune espèce d'influence. Digestion un peu pénible, mais bon appétit. Une rétroversion utérine exige l'application d'un pessaire qui exagère la douleur, c'est pour cela que la malade entre à l'hôpital.

La palpation provoque de la douleur dans le côté gauche, Au toucher, tumeur dure dans le cul-de-sac gauche. Dans le cul-de-sac droit empâtement bien marqué mais des brides avec des adhérences.

1er février. — Ablation de l'ovaire et de la trompe gauche.

Kyste hématoïque gros comme une noix au centre même de l'ovaire.

18 février. — Plus de douleur, on sent encore quelques brides pour lesquelles on fait de la columnisation.

La malade sort guérie de son côté gauche, mais souffre encore du côté droit où il existe des lésions salpyngiennes. Mais la malade avait déclaré qu'elle n'acceptait pas une opération qui la rendrait stérile. C'est ce qui a empêché l'ablation de la deuxième trompe.

20 mai. — Malade va mieux, toujours nerveuse, mais bien soulagée par traitement hydrothérapique.

OBSERVATION XVIII

Collection purulente gauche. — Ponction, puis ablation directe d'annexes gauches. (Lathuraz).

D..., Joséphine, dix-sept ans, demeurant à Lyon, rue Molière, 145, couturière, entrée le 2 avril 1895, salle Sainte-Marie, n° 10, sortie le 29 avril.

Réglée à treize ans régulièrement. Il y a quatre ans chaque période menstruelle amenait quelques douleurs légères dans l'abdomen surtout du côté gauche. Il y a six mois à la suite d'une chute pendant les règles, la malade a éprouvé du côté gauche une douleur violente et continuelle avec leucorrhée abondante et fétide.

La malade compare ses souffrances à celles que produirait l'introduction d'un instrument tranchant. La marche est à peu près impossible.

Le toucher révèle une tumeur dure et douloureuse envahissant tout le cul-de-sac, mais proéminente surtout à droite.

7 avril. — Ponction, puis ablation partielle de la trompe droite tortueuse et fongueuse par salpyngo-ovariotripsie. On met une éponge.

29 avril. — Dépression sensible au niveau de la ponction. La malade sort guérie, ne souffrant plus.

OBSERVATION XIX

Collection purulente. — Ponction. — Débridement. — Ablation de la trompe gauche par ovariotripsie. (Condamin.)

D..., vingt-trois ans, couturière, demeurant à Lyon, cours Gambetta, 55.

Entrée le 16 avril 1895, salle Sainte-Marie, n° 12, sortie le 4 mai. Réglée à quatorze ans toujours régulièrement jusqu'à sa couche il y a quatorze mois. Depuis ce temps-là, les règles avancent constamment, mais ne sont pas douloureuses. Au mois d'octobre 1894, métrorragie qui dure deux mois et finit par céder aux irrigations chaudes et au repos au lit. Dans l'intervalle des règles, leucorrhée abondante.

Depuis trois semaines, douleurs violentes dans le ventre augmentant par accès, la malade les compare à des douleurs expulsives. La marche est presque impossible.

Au toucher, on sent un empâtement net dans le cul-de-sac de Douglas. Le toucher vaginal aussi bien que le palper abdominal déterminent au niveau du cul-de-sac gauche une violente douleur.

17 avril. — Ponction et débridement. Il ne s'écoule pas de pus, mais on arrive sur une poche à parois épaisses très

adhérente. On enlève par salpyngo-tripsie les trois quarts environ de la trompe. On met une éponge.

3 mai 1895. — La malade a été soulagée immédiatement, elle rentre chez elle bien améliorée. Légère induration au niveau de la ponction.

Jamais de température après l'opération.

OBSERVATION XX

*Péritonite enkystée. — Ponction. — Ablation
d'annexes*. (Condamin.)

S..., Anna, vingt-neuf ans, née à Lyon, demeurant rue Moncey, 5.

Entrée le 22 novembre 1894, salle Sainte-Marie, n° 7, sortie le 9 janvier 1895.

La malade a eu, il y a deux mois, un accouchement à terme, à la Maternité. Après trois jours de douleurs une application de forceps a amené un enfant mort.

Depuis ce moment, douleur vague et continue dans l'abdomen. Absence de règles et constipation opiniâtre.

A l'examen on constate une déchirure du périnée. Au toucher, on trouve le cul-de-sac postérieur induré et très douloureux à la pression.

28 novembre. — Opération, on trouve une masse dure. Ablation de l'ovaire et de la trompe gauche.

1er janvier. — Ablation de l'éponge.

9 janvier. — La malade sort complètement guérie.

Après l'opération la température est restée normale pendant cinq jours, à ce moment légère élévation qui disparaissait le lendemain.

OBSERVATION XXI

Annexite. — Ablation directe des annexes droites.
(Condamin.)

U..., trente ans, ménagère, demeurant à Lyon, rue
Sébastien Gryphe, 136, entrée le 2 mai 1895, salle Sainte-
Thérèse, n° 4.

Il y a cinq ans, ponction et débridement double à la clinique. Au mois de juillet 1894, une fausse couche de deux
mois.

Réglée irrégulièrement, la malade nous dit que trois jours
avant l'apparition des règles, elle souffre de céphalée, de
courbature et d'une élévation de température quotidienne
commençant à six heures du soir pour se continuer jusqu'au
milieu de la nuit.

Entre temps leucorrhée assez abondante.

Depuis l'opération subie il y a cinq ans, l'état général était
bon, mais la malade se plaignait de souffrir du ventre chaque
année au mois de mai. Ces douleurs violentes surtout du côté
droit, se répercutaient dans les reins et dans les membres
inférieurs. Au moment des accès, comparés à des piqûres
d'aiguilles, la malade était obligée de garder le lit.

Au toucher, nous trouvons l'utérus fortement infléchi vers
le cul-de-sac postérieur. A gauche, la trompe est épaissie et
douloureuse à droite. Le doigt explorateur trouve une masse
volumineuse, molle, extrêmement douloureuse à la pression.

6 mai. — Incision au ciseau droit du cul-de-sac postérieur,
ablation directe de l'ovaire et de la trompe droits qui pré-

sente un gros kyste hématique qui se rompt pendant l'opération.

Observation XXII

*Ponction et débridement. — Ablation de la trompe droite
volumineuse et tortueuse par morcellement et salpyngotripsie.* (Fochier.)

Mme D..., opérée en ville, par M. le professeur Fochier,
assisté de M. Condamin.

Salpyngite datant de plus d'une année ayant nécessité un
repos au lit de plusieurs mois. Fièvre à peu près continue; on
se décide à une intervention.

Eté 1894. — Ponction, puis débridement sans que rien ne
s'écoule malgré la présence d'une masse volumineuse. Avec
le doigt on pratique la décortication partielle avec la pince,
l'ablation totale par morcellement. Suites très simples.

Mai 1895. — La malade va très bien et a repris sa vie
habituelle, c'est à peine s'il persiste un peu d'induration au
niveau de la ponction.

CONCLUSIONS

I. Il résulte des travaux récents sur cette question que la voie vaginale semble de plus en plus prendre le pas sur la voie haute dans le traitement des affections inflammatoires des annexes.

II. Nous croyons que l'opération de Péan-Segond a des indications bien nettes, mais qu'on l'a appliquée dans un trop grand nombre de cas.

III. Quand il existe des lésions même bilatérales des trompes, nous ne croyons pas qu'il soit nécessaire de faire la castration utérine totale, mais qu'il suffit de faire l'ablation des organes malades, ce qui permet la persistance de la fonction menstruelle.

IV. Les objections qui ont été faites à l'ablation des annexes par la voie vaginale sans hystérectomie ne reposent sur aucun fondement.

V. Par l'ouverture et le débridement du cul-de-sac de Douglas, on peut facilement faire la décortication, isoler, enlever et morceler une trompe ou un ovaire malade.

VI. Les avantages de ces interventions par la voie vaginale au point de vue du pronostic sont considérables. Si les dangers d'une fistule intestinale ne sont pas évités, ils sont du moins rendus bien inoffensifs et la guérison survient spontanément; d'autre part, on n'a pas à redouter les dangers d'une éventration ultérieure comme dans la laparotomie où cette complication est d'autant plus fréquente que dans ces suppurations péri-utérines on ne peut pas toujours fermer la cavité abdominale et on est obligé de mettre un Mikulicz.

VII. Dans les ablations d'annexes par voie vaginale deux cas sont à considérer : ou bien les annexes sont enkystées dans un foyer de pelvi-péritonite et alors la décortication en est très simple. Ces cas ont été étudiés dans la thèse de Bonnet, ou bien les annexes sont directement en contact et adhérents avec le péritoine pelvien et les organes qu'il recouvre. Dans ces cas la libération des annexes est assurément plus difficile, mais on y arrive cependant assez facilement et avec une sécurité aussi grande que dans les salpingo-ovarites enkystées.

VIII. Les résultats obtenus par cette méthode dans le service du professeur Laroyenne ont été jusqu'à présent excellents; il n'a pas été constaté de récidive, mais les résultats sont encore trop récents pour que nous nous permettions de porter sur cette méthode une appréciation définitive.

IX. Ce qu'on peut affirmer en tout cas, c'est que l'in·tervention opératoire ne présente pas de difficultés particulières, que les résultats immédiats et rapprochés sont excellents et que la guérison s'effectue rapidement.

BIBLIOGRAPHIE

Backer. 1882. — Vaginal Ovariotomy. *(New-York med. Journal,* t. XXXV, p. 250 à 253, 1883.)

Bantock. 1878. — Ablation des annexes par la voie vaginale. *(British medic. Journal,* 1878.)

Battey. 1872. — Normal Ovariotomy. *(Atlanta medic. and surg. Journal,* 1872 et 1873)

Battey. 1874. — Removal through Douglas's fossa of a histoïd degeneration of the ovary. *(Atlanta med. and surg. Journal,* t. XII, p. 145, 1874.)

Battey. 1876. — Extirpation of the functionally active ovaries for the remedy of otherwise incurable disease. *(Transact. of the Americ. obstetr. Society,* t. I, 1876.)

Battey. 1880. — Summary of the results of fifteen cases of Battey's operation. *(British medic. Journal,* Londres, 3 avril 1880.)

Baudron. 1894. — Thèse de Paris.

Bonnecaze. 1890. — Thèse de Paris.

Bonnet. 1894. — *Des salpyngo-ovarites enkystées dans un foyer de pelvi-péritonite et de leur ablation par la voie vaginale.* (Thèse de Lyon, 1895.)

Blanc. 1887. — *Inflammation périuterine chronique.* (Thèse de Lyon, 1887.)

Bouilly. 1886. — Ablation d'annexes par la voie vaginale. *(Archives de tocologie.* p. 1080, 1886.)

Brailwaite. 1888. — Ablation des annexes par la voie vaginale. *(The Lancet,* London, 1888.)

Broca. 1893. — Congrès de Chirurgie, Paris 1893.

Byford. 1888. — *Diseases of Women,* 1888.

Byford. 1888. — Removal of the uterine appendages and smal ovarian tumors by vaginal section. *(Annal. obstetric. New-York,* avril 1888, 1887, t. XXI, p. 339-349.)

Byford. 1892. — Vaginal oophorectomy-fibroma of Fallopian tub; hematoma and cystic degeneration of ovarys; hemato-salpynx; retroversion with adhesions; exploratory incision through the cul-de-sac of Douglas. *(Chicago medic. Recorder,* p. 575 à 578, 1892.)

Byford. 1892. — Ablation d'annexes par la voie vaginale. *(American Journal of obstetric,* mars 1892, p. 331 et 795.)

Chodwick. 1887. — Ablation d'annexes par la voie vaginale. *(American Journal of obstetric,* oct. 1887.)

Commandeur, 1894. — *Topographie des culs-de-sac vaginaux.* (Thèse de Lyon, 1894.)

Condamin. 1894. — Du traitement par la voie vaginale des hématocèles et des grossesses extra-utérines avec rupture du kyste fœtal. *(Lyon médical,* nov. 1894. — *Arch. de Tocologie et Gynécologie,* 1895.)

Condamin. — De l'ablation directe des annexes par le vagin dans la salpingo-ovarite enkystée. *(Lyon médical,* 1894.)

Condamin. — De l'ablation directe des annexes par la voie vaginale. *(Gaz. des Hôpitaux,* 1895. — *Mercredi médical,* 1895.)

Condamin. — De la salpingo-ovariotripsie et de l'ablation des annexes par la voie vaginale dans la salpyngo-ovarite enkystée. *(Communication Congrès de Chirurgie,* Lyon, 1894.)

Clifton Wing. 1877. — *Americ. Gynecol. Society*, 1877.

Cornet. 1891. — *Du traitement intra-utérin et vaginal des salpyngites.* (Thèse de Bordeaux, 1891.)

Davis. 1874. — Ovarian tumor removed by vagin. *(Medic. Society,* p. 221 à 224, 1874.)

Davis. 1876.— Ablation des annexes par la voie vaginale.*(Boston medic. and surg. Journal,* 1876).

Delbet. 1891. — *Traité des suppurations pelviennes chez la femme.* Steinheil, Paris, 1891, Partie consacrée à l'ablation vaginale, p. 317.

Duhrssen. 1894. — Des interventions chirurgicales par la voie vaginale dans les maladies de l'utérus et de ses annexes *(Semaine médicale,* 1894, p. 211, 223-257.)

Doleris. 1891. — *Nouvelles Archives d'Obstétrique.*

Emmet. 1884. — Voie vaginale. Ablat. des annexes. *(Principle and Practice of Gynecology.* Traduction par Olivier, p. 685.

Engelmann. 1878. — Ablation d'annexes par la voie vaginale. *(American Journal of Obstetric,* juillet 1878.)

Engelmann. 1894. — Vaginal hysterectomy by morcellement and the vaginal way in certain pelvic operation in place of laparotomy of the abdominal method. *(Annals of gynecology and ped.,* Philadelphie, t. VI, février 1894.

Gaillard Thomas. 1870. — *American Journal of Med.,* avril 1870.

Gilmor. 1873. — Clinical notes of a case of vaginal ovariotomy with the correspondance in regard to the operation. *(New-Orleans medical and surgic. Journal,* nov. 1873.)

Girsgtow. 1876. — Ovariotomy vaginal. *(Gazette Lek. Wartzawa,* 1876.)

Goodell. 1876.— Ablat. des annexes par la voie vaginale. *(Arch. de Tocologie,* 1876.)

Goodell. 1877. — A case of vaginal ovariotomy. *(Trans. Amer. gynecol. Society,* Boston, 1878.)

Goodell, 1887. — *Lessons in gynecology. Voie vaginale,* p. 495.

Gottschalk. 1891. — Ablation des annexes par la voie vaginale. *(Centralblatt für Gynäkol. 1891.)*

Gouillioud. 1893. — Extirpation vaginale et unilatérale de petits pyosalpinx. *(Lyon médical, n° 5 et 6, 1893.)*

Gouillioud. — Congrès de chirurgie, Lyon 1894.

Greig Smith. 1886. — Removal of uterine appendages. *(Bristish medical journal, Londres, 1886.)*

Gusserow. — Ablation des annexes par la voie vaginale. *(Archiv. für Gynäkol., t. XXXIII.)*

Holliday Croom. 1887. — Ablation des annexes. *(Edimbourg medical journal, janvier 1887.)*

Hart et Barbon. 1882. — *Manual of gynekology. Ablation des annexes*, p. 24.

Hegard et Kaltenbak, 1886. *Traité de gynécologie opératoire, ablation des annexes*, p. 245.

Hermann. 1885. — Ablation des annexes par la voie vaginale. *(Obstretrical Society of London, novembre 1885.)*

Kœberlé. — Ablation des annexes par le vagin. *(Dictionnaire de médecine et de chirurgie pratique.* Article OVARIO-TOMIE.)

Kürz. — Hystérectomie avec occlusion de la cavité péritonéale. *(Münch. med. Wochensch.)*

Jacobs. 1894. — *Bulletin de la Société belge de gynécologie,* 1894.

Jastrebooff. 1888. — *Colpoparovariocystotomia, as operative method in interligamentary cyst,* Saint-Pétersbourg, 1888.

Laroyenne. — De l'ablation par le vagin des annexes de l'utérus enkystées dans un foyer de pelvi-péritonite. *(Ann. gynécol., t. X, p. 5, 12, 1893.)*

Lawson Tait. — *Traité des maladies des ovaires.*

Lebec. 1882. — Des suites éloignées de l'ovariotomie. Voie vaginale. *(Archives de tocologie, 1882.)*

Lefort. 1889. — *Manuel de médecine opératoire. Ablation des annexes par voie vaginale.*

Lwood. 1892. — Removal of ovarian cysts by means of colpo-salpyngotomy. (*N. S. Studens Iborn statei Kazem*, p. 37-61, 1892.)

Lwood. 1892. — De l'ablation par voie vaginale des ovaires et des annexes. *(Vratch*, 12 novembre 1892).

Martin. — *Traité des maladies des femmes. Voie vaginale*, p. 634.

Michael. 1887. — *Hernie ventrale. Ablation des annexes par voie vaginale.*

Olthausen. — *Ablation des annexes par voie vaginale*, p. 194.

Oui. — *Hématocèle rétro-utérine*. (Thèse Lyon, 1894.)

Parkers. 1886. — Specimen of Battey's operation. *(Journal of medical Association*, Chicago, 1886.)

Peaklee. 1872. — *Ovarian tumor removed. Voie vaginale*, 1872.

Piqué. 1889. — De l'ablation de certaines tumeurs de l'ovaire et des trompes par l'incision vaginale. (*Revue générale de clinique et de thérapeutique*, p. 639-644, Paris, 1890.)

Pinard. — Grossesse extra-utérine. Ablation des annexes par la voie vaginale. *(Dictionnaire encyclopédique des sciences médicales.)*

Pozzi. 1892. — *Traité de gynécologie, ovariotomie*, p. 642.

Reynir. 1876. — *Hernie ventrale. Ablation des annexes par la voie vaginale*. (Thèse de Paris, 1876.)

Rouffard. 1891. — Journal *La Clinique*, 24 décembre 1891 et 28 janvier 1892.

Paul Segond. 1894. — *Hystérectomie vaginale pour l'ablation de certaines tumeurs des annexes.* (Congrès de chirurgie, Lyon, 1894.

Paul Segond. 1894. — *Traité de chirurgie de Duplay et Reclus*, t. VIII, p. 570.

Sims. 1887. — Battey's operation. *(British medical Journal*, p. 570, 1887.)

Sims. 1886. — Ventral hernia following laparotomy. Ablation des annexes par la voie vaginale. *(American Journal of Obstetric*, 1886.)

Smith. 1883. — Ablation d'annexes par la voie vaginale, Ovaires prolabés. *(The Lancet,* London, 1883.)

Smith. 1883. — Removal by vagina of an ovary adherent in Douglas's pouch for severe dysmenorrhea cure. *(The Lancet,* London, p. 1038, 1883.)

Spencer Wells, 1882. — *Ablation d'annexes. Voie vaginale.* p. 426. Tumeurs des ovaires et de l'utérus.

Sutton. 1888. — Ablation d'annexes par la voie vaginale. *(American Journal of Obstetric,* 1888.)

Teplow. 1894. — *De l'extirpation des annexes de l'utérus au moyen de la colpotomie postérieure. (Vratch,* Saint-Pétersbourg, 1894.)

Terrillon. 1888. — Ablation des annexes par la voie vaginale. *(Progrès médical,* mars 1888.)

Terrillon. 1889. — Ablation des annexes par la voie vaginale. *(Bulletin de l'Académie de Médecine,* 1889.)

Thomas. 1870. — Vaginal Ovariotomy. *(American Journal,* Philadelphie, 1870.)

Thomas. 1880. — Diseases of women. Ablation d'annexes par la voie vaginale. *(American Journal,* Philadelphie, 1880.)

Vallin. 1887. — *Situation et prolapsus des ovaires. Ablation des annexes par la voie vaginale.* (Thèse de Paris, 1887.)

Vineberg. 1895. — Vaginal cœliotomy with remarks on the new field it opens up for the treatment of blackward displeacement of the uterus with diseased annexa by vagin fixation. *(Medical Record,* t. XVII, p. 204-206, 2 mars 1895.)

Wertheimer. 1888. — *Eventration consécutive à la laparotomie.* (Thèse, Paris 1888.)

Wing. 1876. — Vaginal Ovariotomy. *(Boston medical and surgical Journal,* 2 novembre 1876.)

X. 1877. — Ovarian Cyst removed per vaginam Toledo. *(Medical and surgical Journal,* p. 124, 1877.)

Lyon. — Imp. Pitrat Aîné, A. Rey Successeur, 4, rue Gentil.   11132

www.ingramcontent.com/pod-product-compliance
Ingram Content Group UK Ltd.
Pitfield, Milton Keynes, MK11 3LW, UK
UKHW051844140726
13696UKWH00007B/1251